JN301353

針灸一穴療法

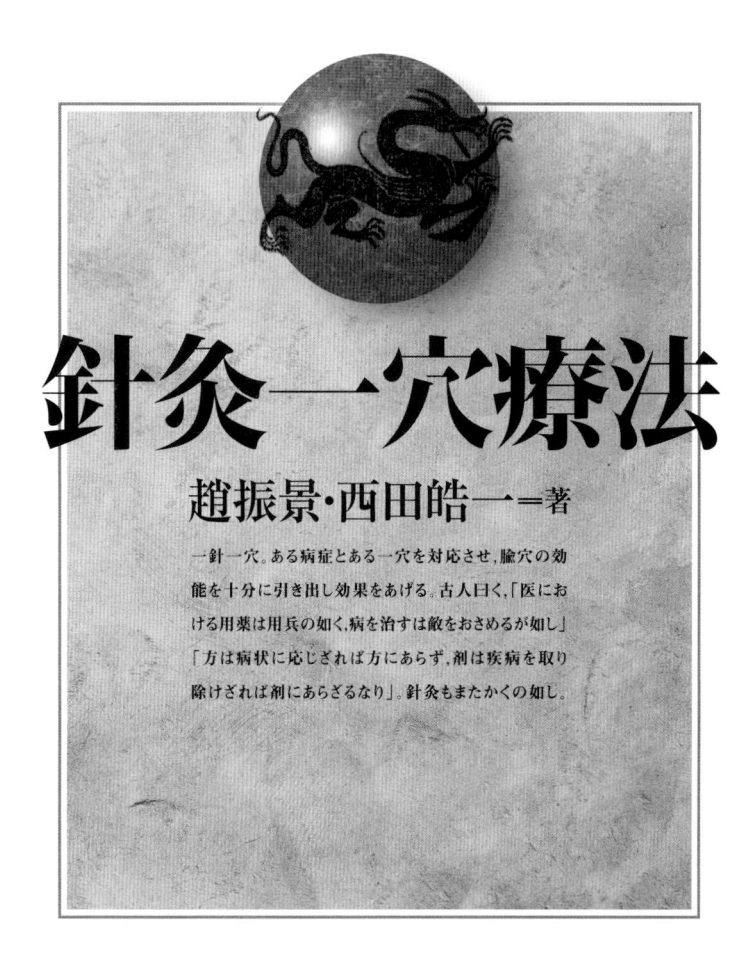

趙振景・西田皓一＝著

一針一穴。ある病症とある一穴を対応させ，腧穴の効能を十分に引き出し効果をあげる。古人曰く，「医における用薬は用兵の如く，病を治すは敵をおさめるが如し」「方は病状に応じざれば方にあらず，剤は疾病を取り除けざれば剤にあらざるなり」。針灸もまたかくの如し。

東洋学術出版社

前言

　古人曰く，「医における用薬は用兵の如く，病を治すは敵をおさめるが如し」。また曰く，「方は病状に応じざれば方にあらず，剤は疾病を取り除けざれば剤にあらざるなり」。針灸もまたかくの如し。針に長ずるものは，ある病症とある腧穴を対応させ，一針一穴で穴数を少なくしてその効能を集中させ，さらに手法が巧みであることから，「一針霊」の美称がある。そのため，臨床において多くの患者から心からの歓迎を受けるのである。

　私は祖国医学のなかのこの一塊の宝物をさらに深く探り出し，整理するために，先人と現代の治療家の経験を汲み取ることに全力を尽くしてきた。そして自身の臨床経験を結びつけ，ようやく特別な効能を具える腧穴による単針療法としてまとめることができた。針灸を愛好する多くの方々に本書を献呈し，さらに広い範囲で活用されることを切望している。そして祖国の針灸医学の継承・向上・発展に寄与することを願っている。

　とはいえ，レベルには限界があり，本書のなかにも遺漏や誤りがあるかもしれない。読者の方々や専門家のご斧正を乞いたい。

趙振景

はじめの言葉

　毎日の多忙な診療のなかで，なんとか即効性のある，できれば一針で治せるツボはないものかと，わが国や中国の針灸書を探していた。「一針霊」とか「百病一穴霊」「針灸秘穴・治百病」など，多くの針灸書が出版されている。一般に針灸書は「○○病には△△穴が効く」などと説明し，そのツボがどのような理由で効果があるのかを説明してある書物は少ない。そんななかにあって，趙振景編著『一針一穴の妙用』だけは，疾患の治療法に「主治・取穴・穴位・按語」と順次説明が施され，「按語」ではなぜこの一穴を選んだのか，著者の説明が付け加えられていた。

　原書の内容は簡明に書かれているが，残念ながらわが国ではほとんど見られない疾患や，使用できない治療法が説明されており，編集するにあたりこうした点については割愛した。また趙氏のあげた治療法以外にも，私が経験的に，もっと効果があると思われる治療法のある疾患については補足し，読者の日常の診療により役立つよう付け加えた。

　これらの治療法で，まずは患者の症状を和らげられるものと思われる。しかし，病気によっては根深い病因を抱えている場合もあるので，一針で解決できない場合もある。そのときは東洋医学の診断原則にのっとって判断し，より完全な治療法を見出していただきたい。読者の臨床に少しでも役立つことを願っている。

西田順天堂内科
西田皓一

本書を読むにあたって

　本書は，基本的に趙振景著『一針一穴的妙用』（科学普及出版社・1995）を底本として翻訳し，その流れに従っている。そのうえで，西田皓一氏が自身の臨床経験に基づいて，以下のように適宜，加筆・修正を加えている。

① 日常診療で遭遇する頻度の高い疾患について疾患項目を追加した。疾患名に（※）が付いてあるものは西田氏が新たに追加した項目である。
② 原書には，1つの疾患の治療穴が5つ以上に及ぶものもあるが，最も効果的と思われる治療穴を厳選し，4～5つ以内を紹介するにとどめた。
③ 西田氏自身の経験から効果的と思われる「治療方」を追加した。《治療方》の横に**西田追加方**と付いてあるものは新たに追加した「治療方」である。
④ 読者の理解を助けるための解説や，自身の経験を **西田コメント** として付け加えた。
⑤ 原書のうち，わが国の医療事情を考慮し，不適切と思われる治療法は削除した。
⑥ 治療部位を示すイラスト（図A～I）の脱落箇所は適宜，補充・追加し，本文中では読者の理解を助けるため説明図を新たに追加した（図1～43）。

　本書は，内科・外科および整形外科・皮膚科・婦人科・泌尿器科・小児科・眼科・耳鼻咽喉科・歯科に分類し，各疾患に対応する「治療方」を【主治】【取穴】【位置】【操作】【考察】の項目に分けて説明している。
　原書は，趙振景氏が先人の経験を汲み取り，さらに自身の臨床経験を結び合わせてまとめられたものであり，ポイントを簡明に記した優れた針灸治療書である。本書ではさらに，西田皓一氏が日本の臨床状況に合わせて，自身の臨床経験をふまえてコメントを加えており，初学者でもすぐに役立つ実践的治療ガイドになっている。

　なお，上付数字は巻末の参考文献番号である。＊印は注釈であり，近い場所にそれぞれ説明を付した。

（編集部）

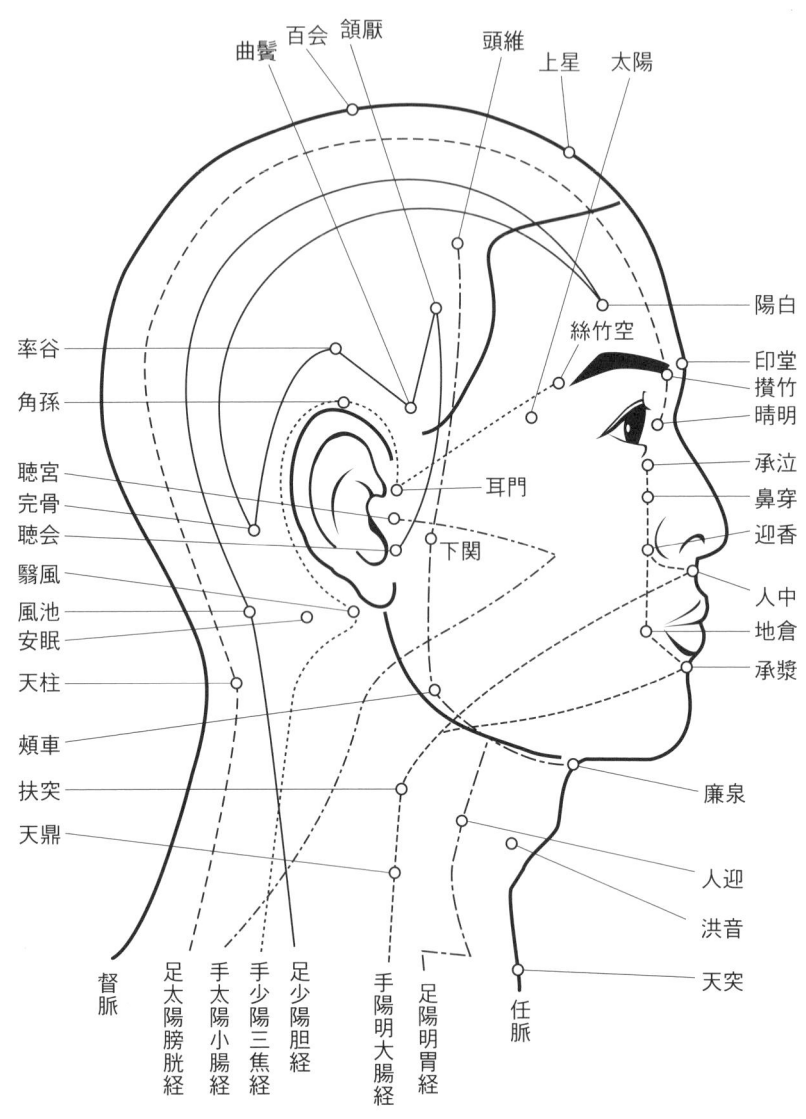

図A　頭・顔面・頸部の穴位

(この穴位図は，本書と関係のあるものだけについて記載したもので，経脈や穴位の全貌ではありません。本書の内容を参考にして正確に取穴してください)

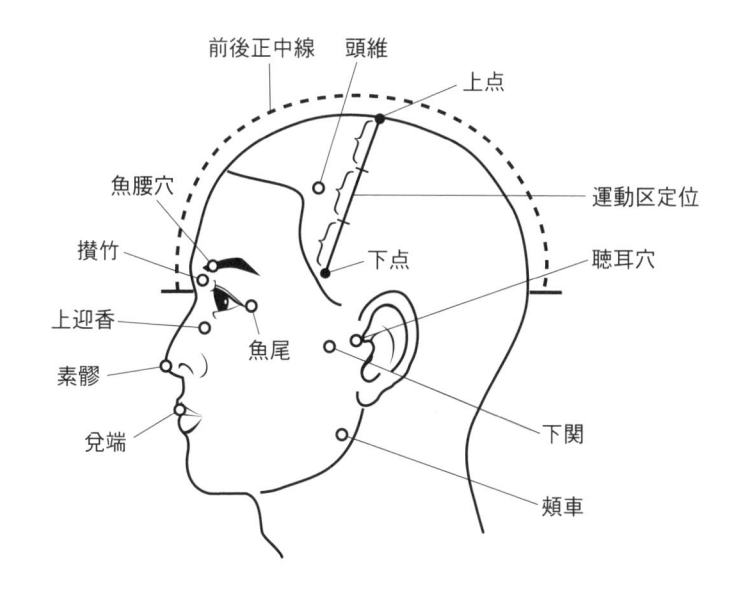

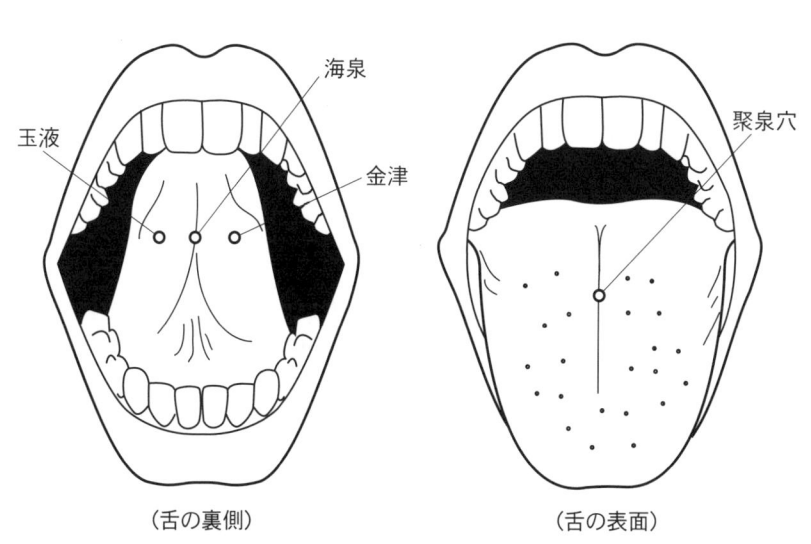

図B　頭・顔面・舌部の穴位

（舌の裏側）　　　　　　　　（舌の表面）

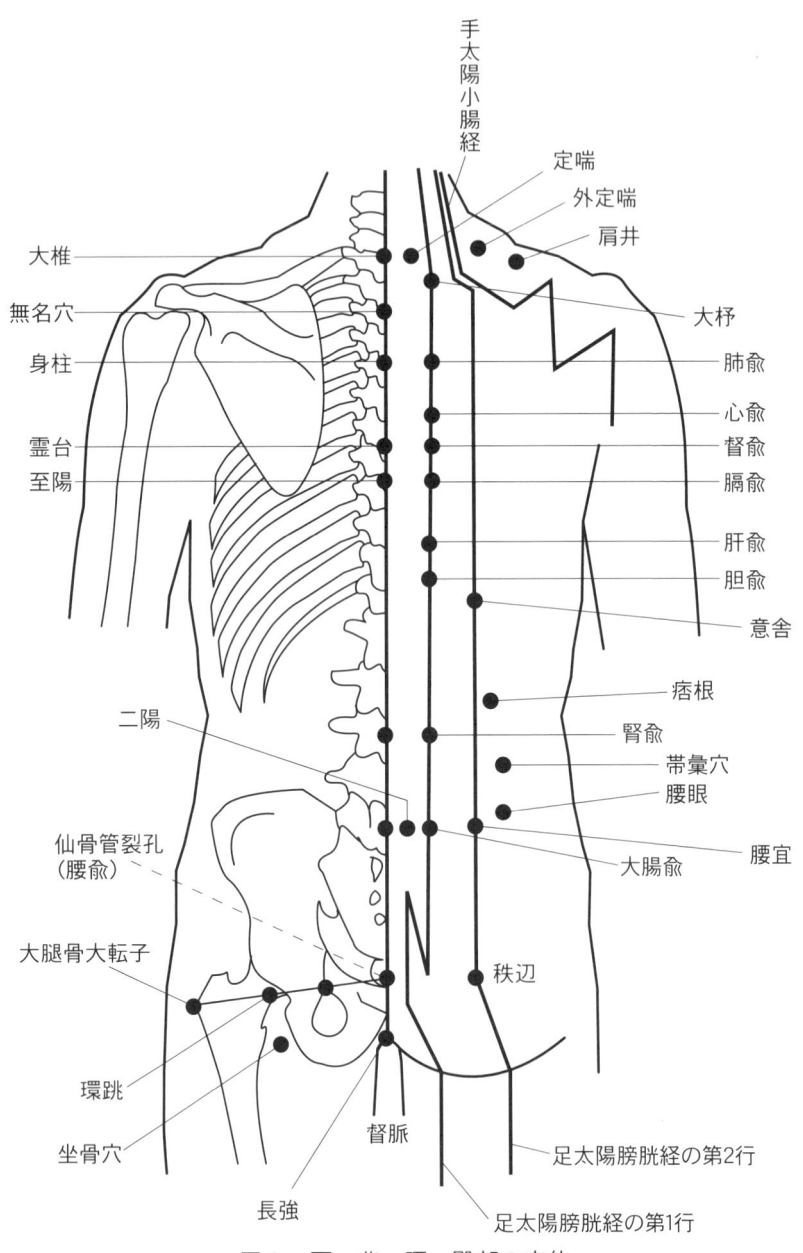

図C　肩・背・腰・臀部の穴位

- 手太陽小腸経
- 定喘
- 外定喘
- 肩井
- 大椎
- 無名穴
- 大杼
- 身柱
- 肺兪
- 心兪
- 霊台
- 督兪
- 至陽
- 膈兪
- 肝兪
- 胆兪
- 意舎
- 痞根
- 二陽
- 腎兪
- 帯彙穴
- 腰眼
- 仙骨管裂孔（腰兪）
- 大腸兪
- 腰宜
- 大腿骨大転子
- 秩辺
- 環跳
- 坐骨穴
- 督脈
- 長強
- 足太陽膀胱経の第2行
- 足太陽膀胱経の第1行

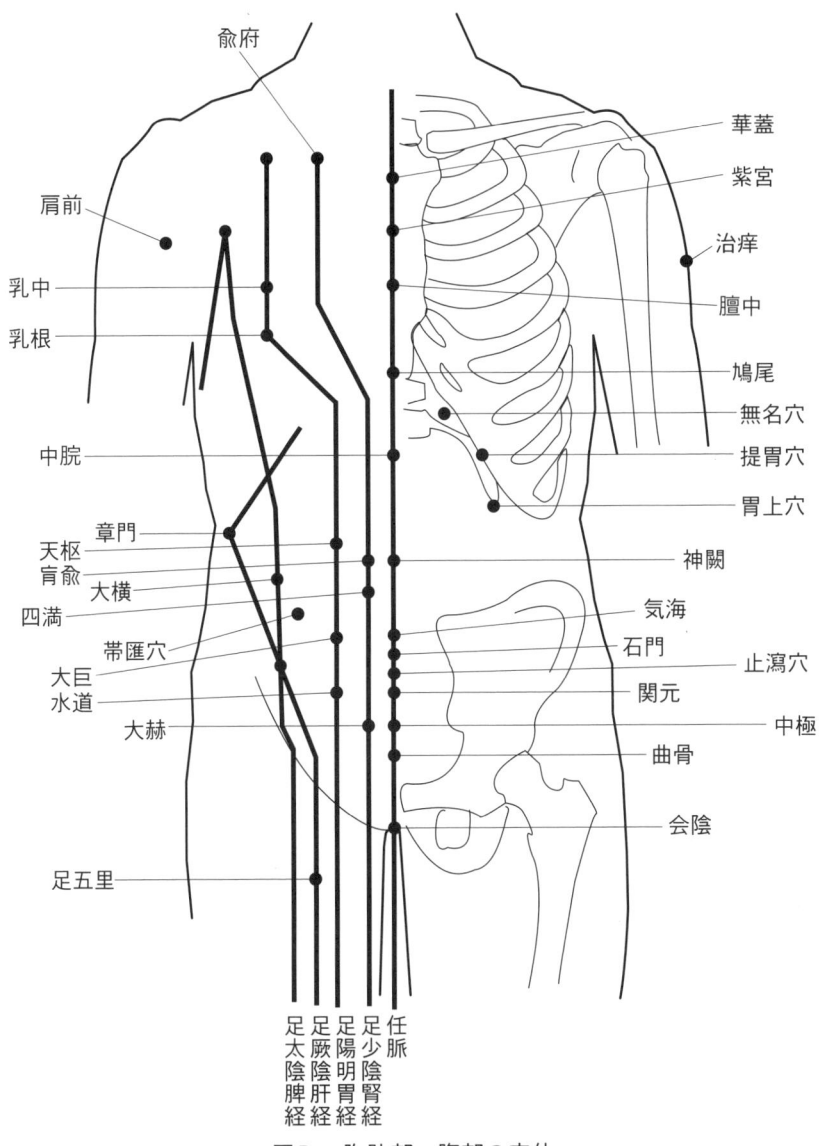

図D　胸肋部・腹部の穴位

華蓋
紫宮
治瘁
膻中
鳩尾
無名穴
提胃穴
胃上穴
神闕
気海
石門
止瀉穴
関元
中極
曲骨
会陰

俞府
肩前
乳中
乳根
中脘
天枢
肓俞
四満
大巨
水道
大赫
章門
大横
帯匯穴
足五里

足太陰脾経
足厥陰肝経
足陽明胃経
足少陰腎経
任脈

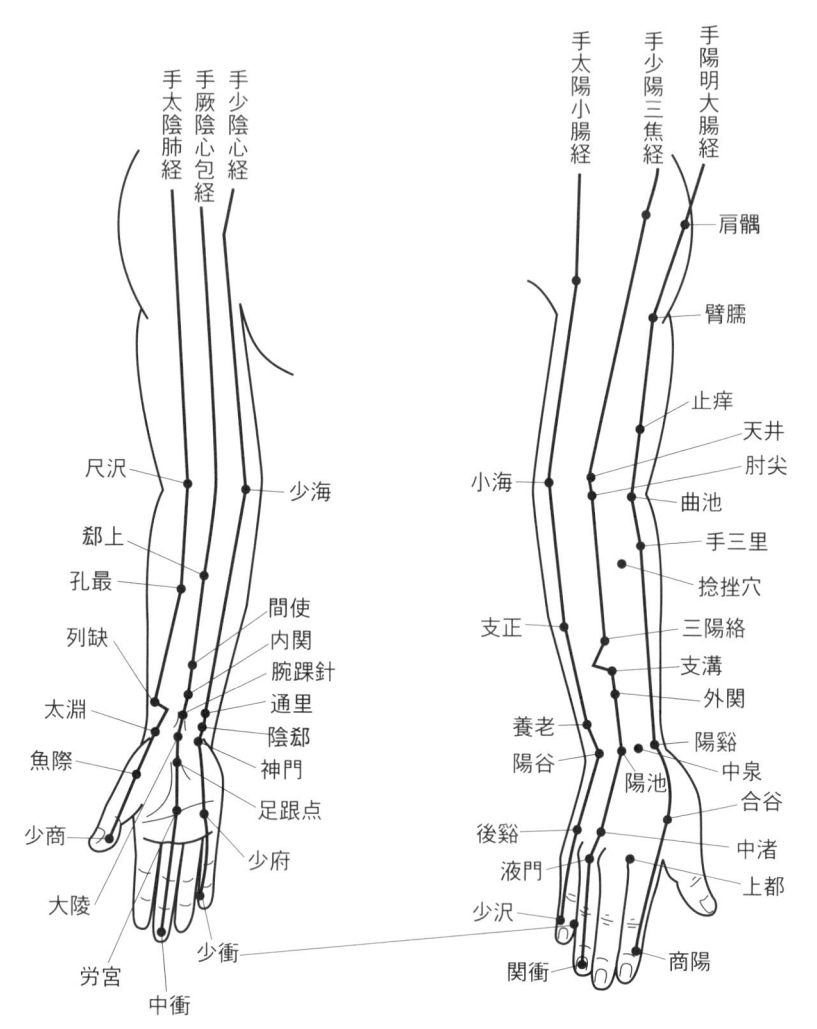

図E　上肢部の穴位

会陰穴

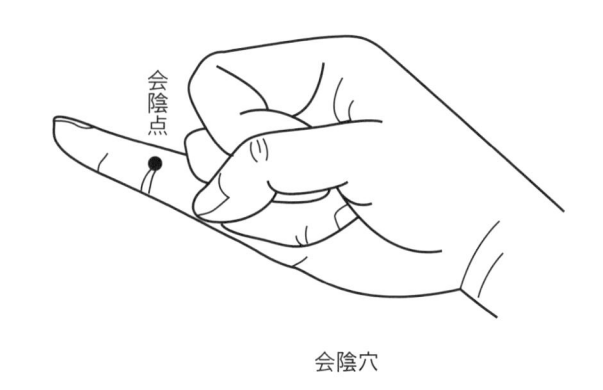

図F　手掌部・手背部の穴位

図G　下肢部の穴位

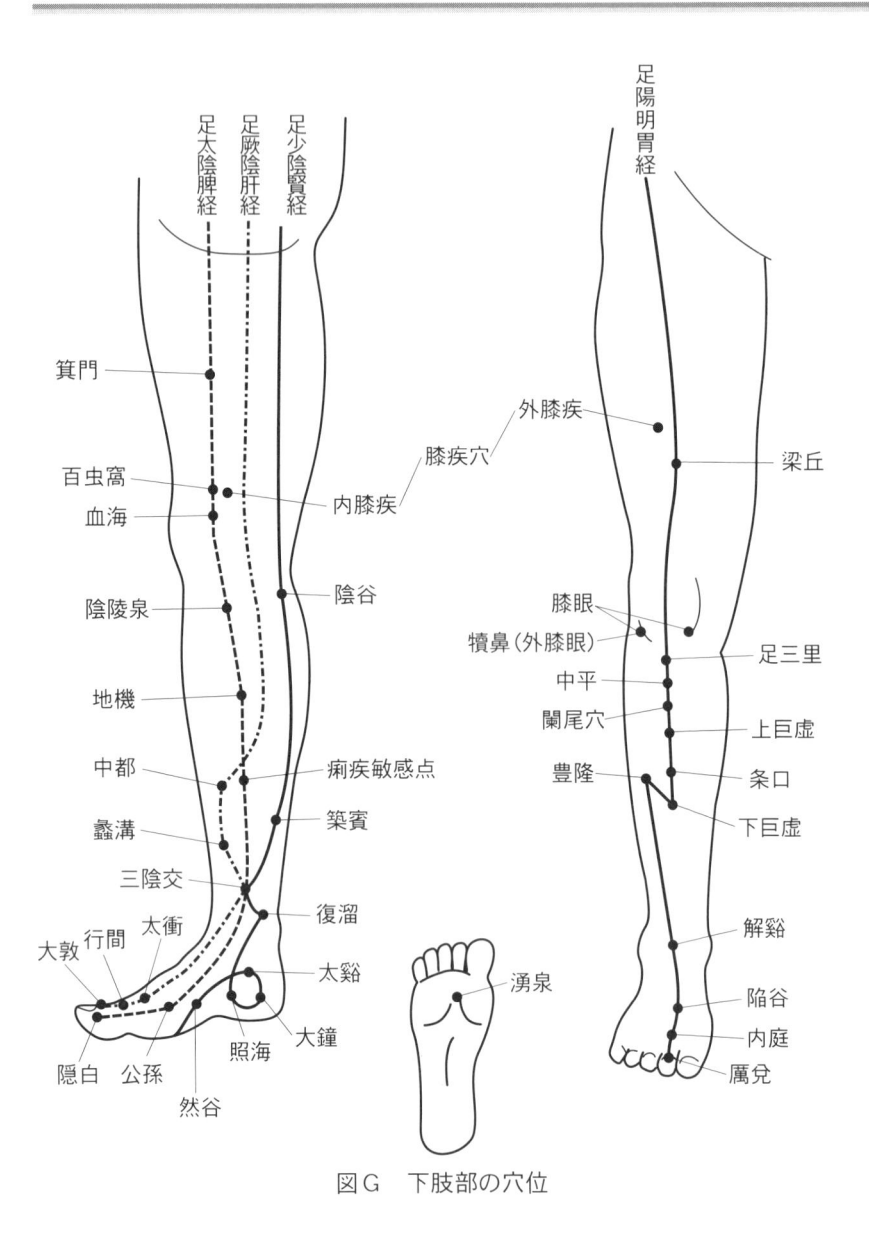

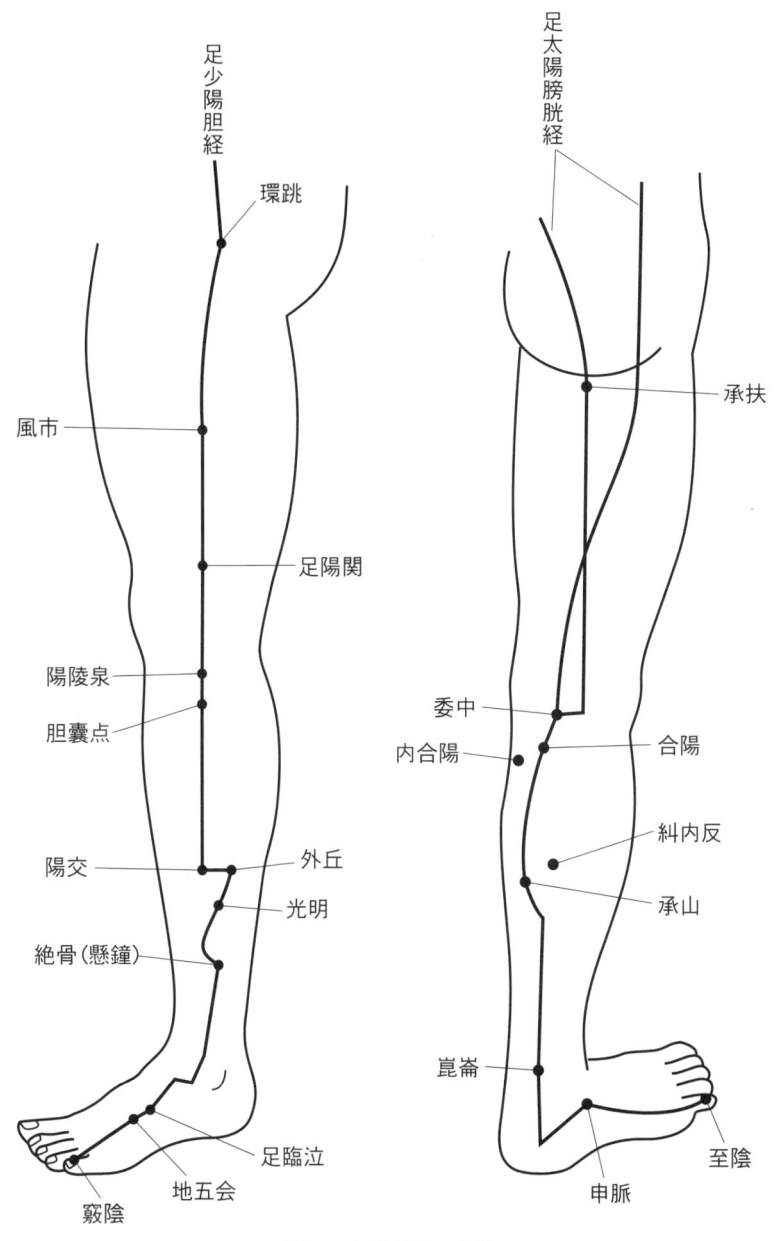

図H　下肢部の穴位

図Ⅰ　耳介穴の一部

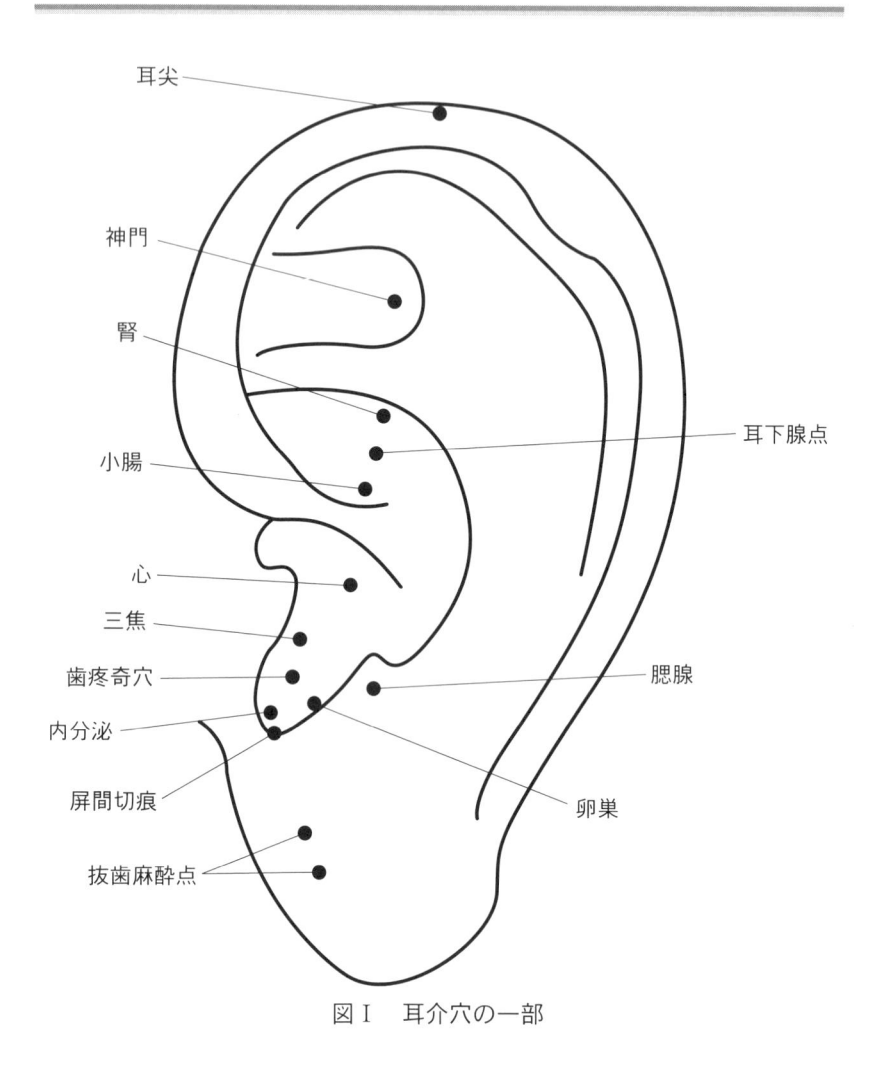

目　次

前言 …………………………………………………………………… i
はじめの言葉 ………………………………………………………… ii
本書を読むにあたって ……………………………………………… iii
図A〜I ………………………………………………………………… iv

1　内科疾患

1. 老化の予防 ……………………………………………………… 1
2. 中風の予防※ …………………………………………………… 2
3. ショック症状の救急 …………………………………………… 3
4. 意識不明の救急（昏睡）……………………………………… 4
5. 認知障害※ ……………………………………………………… 5
6. 機能性言語障害（ヒステリー性黙秘症）…………………… 6
7. 発熱 ……………………………………………………………… 7
8. あくび …………………………………………………………… 9
9. 不眠症 …………………………………………………………… 9
10. 傾眠症 …………………………………………………………… 11
11. 梅核気（咽頭部異物感）……………………………………… 14
12. ヒステリー発作の予防 ………………………………………… 15
13. 神経衰弱（精神的な疲れ）…………………………………… 16
14. ヒステリー ……………………………………………………… 17
15. てんかん発作 …………………………………………………… 18
16. しゃっくり ……………………………………………………… 20
17. 食道通過障害※ ………………………………………………… 24
18. 頭痛 ……………………………………………………………… 25
19. 心悸亢進 ………………………………………………………… 30
20. 徐脈 ……………………………………………………………… 32

xiii

21. 笑症（笑いが止まらない） … 32
22. 横行症（横柄な振る舞い） … 33
23. 肝腫脹 … 34
24. 肝気鬱結 … 34
25. 脾臓の肥大※ … 36
26. 寝汗（盗汗） … 36
27. 多汗症 … 38
28. 口渇（消渇） … 39
29. 顔面浮腫 … 39
30. 足心熱（足底の煩熱） … 40
31. 足底の冷え※ … 41
32. 流行性感冒の予防 … 42
33. 感冒 … 43
34. 喀痰過多 … 44
35. 哮喘（ゼイゼイと息切れがする） … 45
36. 喀血 … 47
37. 嘔吐 … 48
38. 胃痛 … 50
39. 胃下垂 … 52
40. 急性腹痛 … 53
41. 急性虫垂炎 … 56
42. 泄瀉（下痢） … 58
43. 痢疾 … 60
44. 便秘※ … 61
45. 胆嚢炎 … 63
46. 高血圧症 … 64
47. 洞性不整脈 … 66
48. 高脂血症 … 67
49. マラリア … 68
50. 良性甲状腺腫 … 69
51. 身体の疲れ※ … 70

2　外科および整形外科疾患

1. 脳血管障害の後遺症 …………………………………… 71
2. 風湿性関節炎（慢性関節リウマチ・膝関節炎など）※ ……… 72
3. 顔面筋痙攣（顔面チック） ……………………………… 76
4. 三叉神経痛※ …………………………………………… 77
5. 線維筋痛症※ …………………………………………… 80
6. 顎関節症※ ……………………………………………… 82
7. 肩こり（頸背部の筋肉労損）※ ………………………… 83
8. 寝違え …………………………………………………… 86
9. 頸椎症（鞭打ち症）※ …………………………………… 89
10. 上腕挙上障害と肩関節痛 ……………………………… 91
11. 胸脇痛 …………………………………………………… 97
12. 腕神経叢症候群※ ……………………………………… 100
13. 上腕痛 …………………………………………………… 102
14. 肘関節痛（上腕骨外踝炎・テニス肘） ………………… 104
15. 腱鞘炎・弾発指 ………………………………………… 107
16. 手背部腫痛 ……………………………………………… 108
17. 手指痙攣 ………………………………………………… 109
18. 腰筋労損※ ……………………………………………… 110
19. 腰臀部の疾患※ ………………………………………… 114
20. ぎっくり腰（急性腰椎捻挫） ………………………… 127
21. 坐骨神経痛（梨状筋症候群） ………………………… 130
22. 股関節部痛※ …………………………………………… 132
23. 膝関節痛 ………………………………………………… 134
24. 腓腹筋痙攣（こむら返り） …………………………… 139
25. 下肢内側痛 ……………………………………………… 141
26. 内反足 …………………………………………………… 142
27. 外反足 …………………………………………………… 143
28. 痛風※ …………………………………………………… 144
29. 踵痛 ……………………………………………………… 145

- 30. 足背の腫痛 ……………………………………………… 147
- 31. 足底痛 …………………………………………………… 148
- 32. 脱肛 ……………………………………………………… 149
- 33. 痔痛 ……………………………………………………… 150
- 34. 毒蛇による咬傷 ………………………………………… 152

3 皮膚科疾患

- 1. 蕁麻疹・湿疹 …………………………………………… 153
- 2. 疔・癤（皮下組織の限局性化膿性炎症）……………… 157
- 3. 丹毒 ……………………………………………………… 159
- 4. 円形脱毛症 ……………………………………………… 160
- 5. にきび（尋常性痤瘡）…………………………………… 161
- 6. 皮膚炎（神経性皮膚炎）………………………………… 162
- 7. 手掌膿疱症（掌に生ずる慢性の化膿性皮膚病の一種）……… 163
- 8. 帯状疱疹 ………………………………………………… 164
- 9. 皮膚瘙痒症 ……………………………………………… 167
- 10. 扁平疣 …………………………………………………… 169
- 11. 足の水虫（足癬）………………………………………… 170
- 12. 鶏眼（魚の目）…………………………………………… 170
- 13. 瘰疽※ …………………………………………………… 171
- 14. 虫刺され ………………………………………………… 172

4 産婦人科疾患

- 1. 月経不順 ………………………………………………… 173
- 2. 崩漏（子宮出血）………………………………………… 175
- 3. 月経痛 …………………………………………………… 176
- 4. 閉経 ……………………………………………………… 177
- 5. 帯下（女性生殖器からの分泌物）……………………… 178
- 6. 人工流産による合併症 ………………………………… 179

7．胎位異常 …………………………………………… 180
8．急性乳腺炎 ………………………………………… 183
9．母乳分泌不足 ……………………………………… 185
10．母乳分泌過多 ……………………………………… 186
11．更年期障害※ ……………………………………… 187
12．妊娠悪阻※ ………………………………………… 188
13．不妊症 ……………………………………………… 190

5　泌尿器科疾患

1．腎石痛（尿路結石） ……………………………… 191
2．遺精 ………………………………………………… 192
3．急性睾丸炎 ………………………………………… 193
4．前立腺炎 …………………………………………… 194
5．尿閉症（排尿障害） ……………………………… 195
6．尿失禁（尿漏れ）※ ……………………………… 197
7．会陰部痛 …………………………………………… 198
8．脱肛 ………………………………………………… 200
9．睾丸痛※ …………………………………………… 201

6　小児科疾患

1．小児の痙攣（ひきつけ） ………………………… 203
2．夜泣き ……………………………………………… 204
3．鵞口瘡（口腔カンジダ） ………………………… 205
　　がこうそう
4．流涎症（唾液分泌過多症・よだれ症） ………… 206
　　りゅうぜん
5．小児の言語発達の遅れ …………………………… 207
6．小児拒食症 ………………………………………… 208
7．疳積 ………………………………………………… 209
8．流行性耳下腺炎 …………………………………… 210
9．小児咳嗽 …………………………………………… 211

xvii

10. 百日咳 …………………………………………………………… 212
11. 小児下痢 ………………………………………………………… 214
12. 小児の遺尿症（夜尿症） ………………………………………… 217

7　眼科疾患

1. 眼疾患全般※ ……………………………………………………… 221
2. 幻視 ………………………………………………………………… 224
3. 慢性の眼痛 ………………………………………………………… 224
4. 眼瞼下垂 …………………………………………………………… 225
5. アレルギー性結膜炎（花粉アレルギー）※ …………………… 226
6. 流涙 ………………………………………………………………… 227
7. 迎風流涙（風にあたると流が出る） …………………………… 228
8. ドライアイ※ ……………………………………………………… 229
9. 麦粒腫 ……………………………………………………………… 230
10. 霰粒腫（さんりゅうしゅ） ……………………………………… 233
11. 急性結膜炎 ………………………………………………………… 234
12. 底翳（そこひ）（内翳，眼球内の疾病の総称） ……………… 235
13. 翼状片※ …………………………………………………………… 236
14. 斜視※ ……………………………………………………………… 237
15. 飛蚊症※ …………………………………………………………… 238

8　耳鼻咽喉科疾患

1. メニエール氏病・内耳性目眩 …………………………………… 241
2. 口唇ヘルペス ……………………………………………………… 243
3. アフター性口内炎※ ……………………………………………… 245
4. 舌の腫脹 …………………………………………………………… 247
5. 舌痛※ ……………………………………………………………… 248
6. 咽頭炎・咽頭痛 …………………………………………………… 249
7. 嗄声（声のかすれ） ……………………………………………… 251

- 8．ヒステリー性失語症 …………………………………… 251
- 9．失語症（言語障害） …………………………………… 252
- 10．急性扁桃腺炎 …………………………………………… 253
- 11．鼻炎・蓄膿など鼻病のすべて※ ……………………… 255
- 12．鼻出血 …………………………………………………… 255
- 13．副鼻腔炎 ………………………………………………… 260
- 14．耳鳴り …………………………………………………… 262
- 15．中耳炎 …………………………………………………… 263
- 16．幻聴 ……………………………………………………… 264
- 17．顎関節症・顎関節炎 …………………………………… 265
- 18．耳管狭窄症※ …………………………………………… 266
- 19．各種の鼻炎※ …………………………………………… 267

9　歯科疾患

- 1．知覚過敏症 ……………………………………………… 269
- 2．歯痛 ……………………………………………………… 271
- 3．歯周炎※ ………………………………………………… 274

参考文献 ……………………………………………………… 276
索引 …………………………………………………………… 279

xix

1 内科疾患

1 老化の予防

《1方》

【主治】老化の予防
【取穴】足三里（図G）
【位置】犢鼻穴の下3寸，脛骨の傍ら1横指。
【操作】毫針を用い，直刺で1.5寸。一定の速度で捻針し針感を上下に放散させ，気持ちがよい程度に刺激する。30分置針する。毎日1回。
【考察】足三里は，強壮・保健の要穴の1つである。本穴は足陽明胃経の合穴であり，足陽明胃経は胃に属し，脾に絡んでいる。そのため，足三里に取穴すると足陽明胃経の経気を疏通させ，生化の源を助け，脾胃の臓腑機能を調節して，腹部疾患にも比較的よい治療効果がある。また足三里は，身体の防衛・免疫反応の面でも比較的大きな作用がある。そのため，ふだんから足三里を刺激していると老化を予防する働きがある。

 西田コメント

刺針の代わりに毎月7日間，7壮ほど施灸してもよい。
足陽明胃経は督脈の大椎と交会することから，胃経は脳に通じ，

督脈を介して,「目系」から脳に通じている。そのため,足三里を刺激することで脳の気血のめぐりがよくなり,脳の働きがよくなるので,認知障害を予防することにもなる。

2 中風の予防※

《1方》西田追加方[50]

【主治】中風の予防

【取穴】足三里と絶骨（図H）

【位置】絶骨は外踝の上3寸,腓骨前縁と短腓骨筋腱の間の陥凹部。足の外踝から上方に指をすりあげてゆき骨の途切れるところ。

【操作】毎月1週間,各穴に3壮施灸する。刺針してもよい。絶骨には直刺し,得気を得た後,捻針し瀉法を施してすぐに抜針する。

【考察】「老化の予防」の項で説明したように,足三里には脳の気血のめぐりをよくする働きがある。絶骨は胆経に属する。胆経は肝経とは表裏関係にあるため,肝気の高まりは胆経にも影響する。絶骨に刺針することにより肝気鬱結を和らげる。また,絶骨には気逆を降ろす作用もあり,のぼせ・脳疾患・心疾患の予防にもなる。施灸は他人の手を煩わせない自己健康管理の手段である。以上の理由から,足三里と絶骨への施灸は中風の予防になる。

西田コメント

中風の大部分は高血圧を伴っている。精神的な緊張を絶骨で取り去り高血圧症を予防することができる。

3 ショック症状の救急

《1方》

- 【主治】ショック・低血圧
- 【取穴】人中（図A）
- 【位置】唇の上，人中溝の正中線で，上3分の1のところ。
- 【操作】毫針を用い，上に向けて斜刺で0.3～0.5寸。最初は強刺激で，血圧が上昇するのを待って，次第に捻針の間隔を長くし，血圧が安定すれば抜針する。
- 【考察】ショック症状の救急治療のときに人中を取穴するのは，最も敏感な腧穴だからである。研究資料によると，人中への刺針は心臓の機能を改善し，心拍出量を増やし，末梢血管にかかる圧力を下げる働きがある。低血圧の者に対しても血圧を上昇させる作用がある。

西田コメント

人中は督脈に属している。督脈は脳中に入っているため，人中を刺針することによって脳を直接刺激することができ，意識の覚醒にも作用する。

《2方》

- 【主治】ショック
- 【取穴】中衝（図E）
- 【位置】中指先端の中央で，爪甲から0.1寸ほどのところ。
- 【操作】毫針を用い，直刺で0.1寸ほど。強刺激で，覚醒するまで刺針する。
- 【考察】中衝は手厥陰心包経の井穴である。ここは陰陽の交会するところで，気血が流注する終点であり起点でもある。そのため，経脈の気血の流れが滑らかさを失い，経脈の気機が閉塞された者に対して本穴を用いれば，気血の流れをのびやかにし凝結を開く（宣痺開結）とい

うめざましい効果がある。

4 意識不明の救急（昏睡）

《1方》

- 【主治】意識不明の救急
- 【取穴】十宣（図F）
- 【位置】両手の10本の指尖端で，爪甲から0.1寸ほど離れたところ。
- 【操作】三稜針，あるいは毫針で点刺し出血させる。
- 【考察】十宣は救急穴の1つである。ここに点刺することによって，陽気を助け虚を補い（助気補虚），凝結していた血行障害を改善させれば，虚証の意識障害を救うことができる。また，実邪を瀉し滞りを取り去り（瀉実瘀滞），閉じた竅（あな）を開き熱を冷ます（開竅清熱）作用もある。それゆえ，邪実による意識不明も治すことができる。

■西田コメント■

指先は，末梢の小動脈と小静脈が交わるところで「微小循環」が行われる場所である。ここは血液の流れが遅くなっているので，血液はうっ滞しやすい。緊急時に際して，ここに刺絡し，血液の流れをよくしてやると全身の血流も改善し，脳内の血液の流れをよくすることができて，意識も回復しやすくなる。

《2方》

- 【主治】意識不明の救急
- 【取穴】人中（図A）
- 【位置】唇の上，人中溝の正中線で，上3分の1のところ。
- 【操作】毫針で，上に向け斜刺で0.5寸ほど。強刺激を施す。
- 【考察】人中は手足の陽明経と督脈の交会しているところである。また全身

の陽気の集まるところでもある。陽気の不足による意識障害に対して，ここに刺針すると，陽気が回復し（益気回陽），痰が取れ，これまで詰まっていた竅が開く（豁痰開竅）。それゆえ，昏睡状態に対しては特に効果がある。

《3方》

- 【主治】意識不明の救急
- 【取穴】湧泉（図G）
- 【位置】足底部の前方3分の1のところで，第2～3中足骨の間，足を屈したときにできる陥凹部。
- 【操作】毫針を用い，直刺で0.5寸ほど。患者に針感が重く感じられるのを待って，すばやく抜針する。
- 【考察】湧泉は足少陰腎経の井穴であり，陰陽が交会する場所で，気血流注の最終点であり，起始点でもある。気血の流れが滑らかになるように調節し，詰まったところを宣め凝結を開き（宣痺開結），陽気を助け虚を補い（助気補虚），陽気を回復し脱証を防ぐ（回陽固脱）効果がある。

5 │ 認知障害※

《1方》西田追加方[4]

- 【主治】認知症
- 【取穴】主穴は人中と四神総穴。配穴は，風池・完骨・天柱・内関・太衝・腎兪・三陰交・豊隆・神門（取穴が多くなるが，重症なので配穴が多くなることは避けられない）。
- 【操作】人中は鼻中隔方向に向けて斜刺し，0.3寸進針し，ゆっくり捻針する。目が潤めば，それが適当な刺激である。内関・豊隆・太衝は1～1.5

寸直刺し，捻転して瀉法を1分施す。風池・完骨・天柱は直刺で1.5寸，百会・四神総穴は後方に向けて平刺で1寸，小きざみに高頻度に（90度の回転で120回／分以上）捻転補法。太衝・豊隆は直刺で1～1.5寸，提挿捻転瀉法を1分，三陰交は直刺で1～1.5寸，提挿補法を1分行う。以上の治療法で毎日1回，2カ月を1クールとする。

【考察】治療原則は，滋補肝腎・醒神開竅・活血散瘀・補気安神。配穴理論としては，長年の臨床経験から，風池・完骨・天柱は補益脳髄の作用，人中・内関は醒神開竅の効果，太衝・腎兪・三陰交は滋補肝腎の作用，豊隆は活血散瘀の効果，神門・百会・四神総穴は補気安神の効果があると認識されている。

以上の諸穴を合わせて刺針することで，鎮静補髄・滋補肝腎・活血散瘀・補気安神の作用がある。本法は，器質的な異常のない初期の老人性認知症に効果がある。

6 機能性言語障害（ヒステリー性黙秘症）

《1方》

【主治】機能性言語障害
【取穴】湧泉（図G）
【位置】足掌の中心，足の第1趾から踵にいたる線上で，上3分の1の陥凹したところ。
【操作】員利針（よく切れる先が丸い針）を0.1～0.2寸刺入する。強刺激で，指先で捻り，1分ほど捻転する。1回の治療で治らない場合は1日おいて再び刺針する。
【考察】湧泉は足少陰腎経の井穴である。井穴は陰陽の交会するところであり，気血の流注する終点であり，起点でもある。そのため，本穴は実邪を瀉し気滞を取り去り（瀉実祛滞），また精神がのびやかに動

かない状態を解きほどき凝結を開く（宣痺開結）作用があり，同時に血行をよくし，気力を助け虚を補う（助気補虚）効果がある。そのため，機能的な言語障害の治療に効果がある。

西田コメント

湧泉への刺針は「さぞかし痛いであろう」と思われるかも知れないが，自分で刺してみると比較的鈍感なところだとわかる。捻転は足底をはじめ周囲に針感が放散するので，患者に感じ方を尋ねながら刺入し刺激するとよい。

7 発熱

《1方》西田追加方

【主治】発熱
【取穴】大椎（図C）
【位置】第7頸椎棘突起の下。
【操作】刺絡し抜罐する。
【考察】大椎は督脈に属し，手足の陽経がすべて集まるところである。陽経の陽気を刺絡することによって瀉法となり解熱させることができる。また逆に，寒邪（悪寒）を伴う症状には，大椎に施灸することによって悪寒を治すことができる。例えば，さむけを伴ったカゼで鼻水・咳などがあるとき，大椎に施灸すると途端に身体が温かくなりほかの症状も改善される。施灸することによって，大椎を通じて手足の陽経に陽気が与えられ温通するからである。施灸の壮数は7壮ほどであるが，状況により壮数は異なる。施灸を続けていると灸熱がジーンとしみわたり，身体が温かくなるときがある。そのときが施灸の適当な刺激量である。

《2方》

【主治】発熱
【取穴】下都(経外奇穴・図F)
【位置】手背部で,薬指から小指の間にできる皺の上方0.5寸のところ(図F)。
【操作】毫針を用い直刺する。提挿して得気を得て,再び捻転しながら針を強く引き出しゆっくり針を入れることを繰り返し(緊提慢按),瀉法を施し,針感が来るのを待ってすばやく抜針する。
【考察】下都は手少陽三焦経の循行上にあるが,これは経験取穴である。本穴には経気を疎通する作用があるので,体表から熱を発散させ解熱させる(清熱解表)働きがある。

《3方》

【主治】小児の微熱
【取穴】四縫(図F)
【位置】示・中・薬・小の4指の手掌側で,指関節横紋の中央点。
【操作】28号(0.33mm)の1.5寸の毫針を用い,すばやく0.1寸ほど直刺する。3〜5回捻転しすばやく抜針する。わずかに黄白色の粘液が出てくればよい。
【考察】四縫は手三陰経の通るところである。本穴は解熱除煩と,すべての経脈の流れをよくして臓腑の調和をはかる効果がある。そのため,小児の外感による微熱や,感冒が抜けきれない微熱に効果がある。

8 あくび

《1方》

- 【主治】あくびの頻発発作
- 【取穴】下関（図B）
- 【位置】耳前の頬骨の下の陥凹部。
- 【操作】口を閉じて取穴する。毫針を用い，直刺で0.3寸。20分置針する。毎日1回。
- 【考察】下関は足陽明と足少陽の交会するところである。ここに刺針することで経気を疏通することができるため，あくびの頻発を抑制または緩和できる。

西田コメント

下関には，顎関節を開き経絡の通りをよくし（開関通絡），風邪による詰まりを除いて流通をよくし，気の流れを調節する（疏風調気）作用がある。

『針灸甲乙経』には，「欠伸（あくび），下の虫歯痛，下歯茎の腫れは，下関がこれを主る」と述べられている。下関にはこのほか，口歯疾患・三叉神経痛・耳疾患（耳鳴り・めまい・中耳炎など）にも効果がある。

9 不眠症

《1方》

- 【主治】不眠症
- 【取穴】大陵から外関に透針（図E）
- 【位置】大陵は腕関節掌側第一横紋の正中で，両筋の間に取る。

【操作】毫針を用い，大陵から進針し外関に向けて直刺する。得気を得た後，20分置針する。5分おきに行針を行う。多くは補法を施す。

【考察】本方は，不眠・多夢・寝てもすぐに目が醒める・驚いて動悸がする者に用いる。手厥陰心包経を補い，肝が主る魂を安らかにし，神志を安定させるので，安眠できるようになる。

■西田コメント

大陵は心包経に属し清心寧神の作用がある。また，外関は三焦経の絡穴であり，ここから別れて手厥陰心包経に走るため安神作用を増強させることができる。

手掌を上にして2寸針をゆっくり大陵から外関に向けて透針すると，多少の抵抗はあるが針を透すことができる。患者が痛みを訴えるときには，大陵と外関の双方から向け合って刺針するとよい。また，内関も大陵と同様の作用があるため，内関から外関に透針しても同じ効果が期待できる。

《2方》

【主治】不眠症

【取穴】神門（図E）

【位置】手の掌面，腕横紋尺骨側端で，わずかに上方の陥凹したところ。

【操作】毫針を用い，直刺で0.5寸。補法を施し，捻転するときゆっくり針を引き出し，ついで強く針を刺入する（慢提緊按）。この手技を3回繰り返してから30分置針する。毎日1回刺針する。

【考察】神門は手少陰心経の原穴である。熱邪を冷まして心を安定させ（清熱寧心），また心を補い安心させる（補心安神）ことができる。心脾両虚*による不眠，あるいは痰熱が体内を攪乱する（痰熱内攪）ことによって起こる不眠に特に顕著な効果がある。補法を用いる。

　　＊心脾両虚：過度の思慮・肉体疲労などによって脾気虚を起こし，脾が心血を生成できずに心気虚を起こした状態。症状としては，精神疲労・無力感・不安・不眠などがある。

図1　安眠3穴

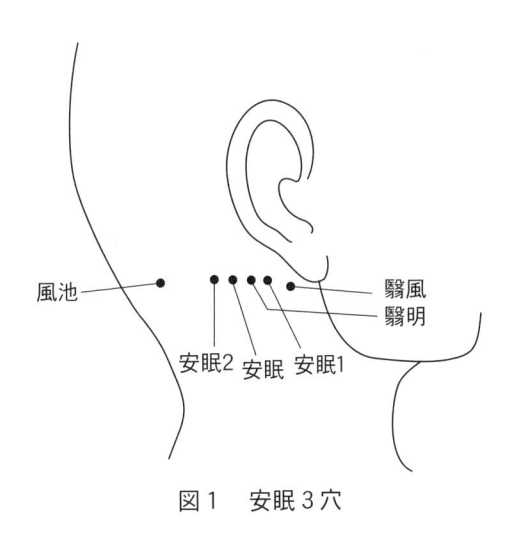

《3方》西田追加方

【主治】不眠症
【取穴】安眠・安眠1・安眠2（図1）
【位置】安眠は風池と翳風の中間，安眠1は翳風と翳明の中間，安眠2は風池と翳明の中間にある。
【操作】直刺で1〜1.5寸。得気を得て，20分置針する。
【考察】いずれも経外奇穴である。いずれの腧穴にも，不眠症・頭痛・神経症などの症状に効果があり，精神安定作用がある。

10 傾眠症

西田コメント

傾眠は，陽気が不足し，陰気が有り余っているために起こる。

《1方》

- 【主治】傾眠症
- 【取穴】神門（図E）
- 【位置】手の掌面で，腕関節の横紋の尺骨側端のわずかに上方の陥凹したところ。
- 【操作】毫針を用い瀉法を行う。30分置針する。
- 【考察】傾眠症は不眠症とはちょうど相反する病態であるが，取穴は同じである。これは神門には双方向性の作用があるからである。手技による補瀉の違いにより効果が異なることは興味深い。手法上の相違がキーポイントである。

《2方》

- 【主治】発作性嗜睡
- 【取穴】申脈（図H）
- 【位置】足外踝下縁の陥凹したところ。
- 【操作】毫針を用いて直刺する。進針後，針を上下して針感を得て再び捻転し，ゆっくり針を引き上げ強く刺入する補法の手技（慢提緊按）を往復3回繰り返す。30分置針。毎日1回。
- 【考察】申脈は足太陽膀胱経の腧穴である。八脈交会穴の1つであり，また陽蹻脈*（図2）の主治穴でもある。そのため，十二正経の気血を調節し，陰陽を交通させる作用がある。嗜睡は陽気が不足し，陰気が有り余っているために起こるもので，陰陽不和による病理現象である。申脈に補法を加えると，陽気の不足が改善され発作性の嗜睡を治療できる。

　＊**陽蹻脈**：陽蹻脈は膀胱経の別脈といわれる。足の外踝の下，申脈（膀胱経）を起点とし，下肢では主に膀胱経を走り，居髎（胆経）を通り，背部は膀胱経の第二行を上行し，肩甲骨を貫いて臑兪（小腸経）を横切り，肩髃・巨骨（大腸経）を上行し，これより人迎（胃経）に走って顔面では胃経を走り，睛明（膀胱経）に会す。これより上行して頭

部をめぐり，後頭部の風池（胆経）より脳に入る。陽蹻脈は，足の膀胱経・胆経・胃経，手の小腸経・大腸経，それに督脈と関連している。

《3方》

【主治】嗜睡
【取穴】照海（図G）
【位置】足の内側で，足内踝の真下の陥凹したところ。
【操作】毫針を用い直刺する。進針後，提挿捻転し，針を強く引き上げ，またゆっくり針を刺入させる瀉法の手技（緊提慢按）を用い，針感を強めてからすばやく抜針する。毎日1回。
【考察】照海は足少陰腎経の腧穴で，八脈交会穴の1つであり，陰蹻脈*（図3）に通じている。また，十二正経の気血を調節し陰陽を交通させる作用がある。照海に瀉法を用いると，身体の陰陽の平衡を整え，

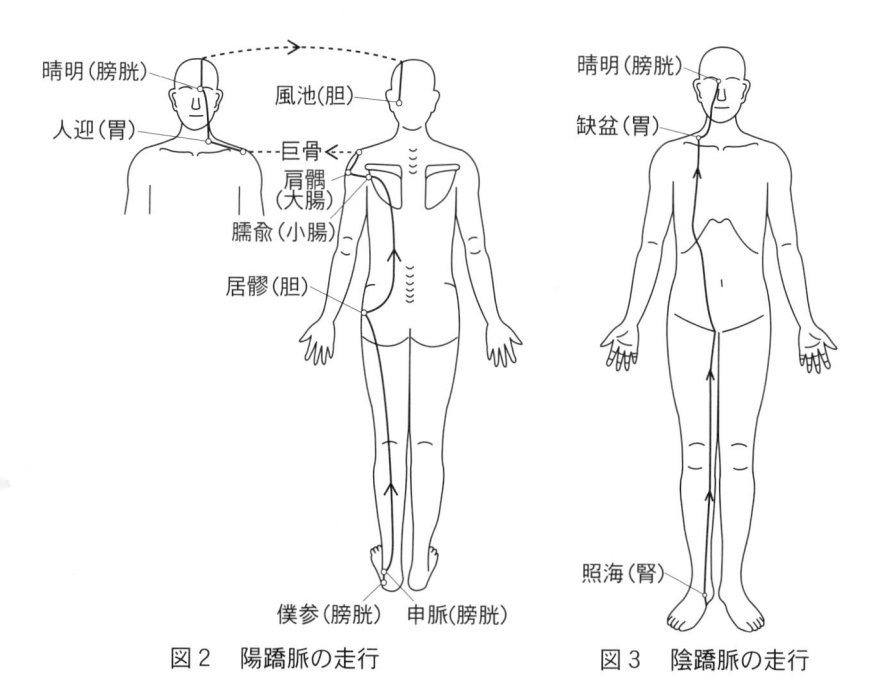

図2　陽蹻脈の走行　　図3　陰蹻脈の走行

嗜睡を改善する。

> ＊陰蹻脈：陰蹻脈は腎経の別脈ともいわれる。足の内踝の下，照海（腎経）より起こり，腎経にそって下肢内側を上行し下腹部から上腹部に入り，心下部より腎経と別れて，乳腺を上行して缺盆（胃経）に入る。これより人迎（胃経）の前に出て腎経，および衝脈と合して咽喉をめぐり，さらに鼻を挟んで上行し睛明（膀胱経）に至る。陰蹻脈は，腎経・胃経・脾経・任脈・肺経と関連する。

11 梅核気（咽頭部異物感）

《1方》

【主治】梅核気
【取穴】上都（図E）の一寸後方
【位置】手掌面で，示指と中指の縫合後ろ1寸のところ。上都（図E）の1寸後方になる。
【操作】原則的に男性は左側，女性は右側に取穴する。毫針を用い，直刺で0.3～0.5寸。強刺激で，5分おきに1回行針し，20分置針する。行針中は患者に呼吸をさせたり，物を飲み込む動作をさせる。
【考察】梅核気は咽喉部に気が滞り痰が鬱滞する（気滞痰鬱）ために起こる。肝鬱が脾の働きを阻害したり（肝鬱乗脾），脾の運化機能が損なわれ（脾運不健），湿を生じ痰が多くなり（生湿聚痰），痰と気が結びついて鬱滞したもの（痰気鬱結）が，胸部や咽喉部に生じるために発生する。本方は経験による取穴である。ただ，本穴は手厥陰心包経の通過するところであるため，気をめぐらし鬱を解消する（疏気解鬱）効果がある。

《2方》

【主治】梅核気

【取穴】天突（図A）
【位置】胸骨上窩の正中，胸骨柄の上縁の陥凹したところ。
【操作】毫針を用い，まず直刺で0.2寸，その後方向を下の方に変え，胸骨の後面にそって1.5寸ほど刺入する。胸中に響きを得たら抜針する。置針はしない。深く刺して肺を破らないよう注意する。
【考察】天突は任脈の腧穴であり，陰維脈の交会穴でもある。陰経を主導し気血を調和する働きがある。胸中の気逆を主治し，胸郭を寛げ，中焦を和し，気をめぐらせて上逆を降ろす作用があるので，気滞痰鬱証には非常に効果的である。

《3方》西田追加方

【主治】梅核気
【取穴】膻中（図D）
【位置】前胸部の正中線上で両乳頭の間，第4肋間隙と同じ高さ。指圧するとここに限局して強く胸に響くのでわかりやすい。
【操作】上方に向けて横刺し，胸全体に響かせた後，20分置針する。
【考察】膻中は任脈上にあり，心包経の募穴である。また八会穴の1つ，気会でもある。そのうえ，足太陰脾経・足少陰腎経・手太陽小腸経・手少陽三焦経・任脈の交会穴でもある。このように，のどにはいくつもの経脈が絡んでいるため梅核気には効果がある。

12 ヒステリー発作の予防

《1方》

【主治】ヒステリー発作の予防
【取穴】天突（図A）
【位置】胸骨柄上縁の中央の陥凹したところ。

【操作】右拇指で天突に狙いを定め，はじめは軽く，次第に力を入れて指圧し，あわせて揉むと同時に捻転する。指圧時間は1分持続させる。

【考察】天突は任脈の腧穴である。任脈は「陰脈の海」であり，全身の陰経の陰気を調節する作用がある。心を静め神を貯蔵し（心静神蔵），肝気の流れを疏通し安心させる（疏肝情安）ため，ヒステリーを予防することができる。

西田コメント

患者自ら指圧できるので便利である。本穴と膻中を指圧するとより予防効果が期待できる。

13 神経衰弱（精神的な疲れ）

《1方》

【主治】神経衰弱
【取穴】百会（図A）
【位置】頭頂の正中線と，両耳尖を結んだ線の交叉する点。
【操作】毫針を用い，斜刺で0.5〜1寸。病状に応じて，陽熱の者には針を後方に向けて刺し瀉法を施し，虚証の者には針を前方に向けて補法を施す。20分置針する。毎日1回。
【考察】百会は督脈の要穴である。督脈は脳に通じるため，寧心安神・醒脳開竅の作用がある。百会は頭頂部にあり，陽気がのぼり集まるところであるため，ここに刺針すると，陽気を鼓舞し，開竅省神する作用がある。

西田コメント

四神総穴に取穴してもよい。四神総穴は百会の前後左右1寸のところで，合計4穴ある。

《2方》

【主治】慢性疲労による神経衰弱
【取穴】復溜（図G）
【位置】太谿の真上2寸で、アキレス腱の前縁。
【操作】毫針を用い直刺する。進針後、提挿して針感を得る。再び捻転し、針をゆっくり引き上げ強く刺入する（慢提緊按）補法を、往復3回行う。30分置針する。毎日1回。
【考察】復溜は足少陰腎経の腧穴（金穴）であり、水（陰液）を生じるため、少陰の真陰を補益することができる。心腎不交[*1]・陰虚火旺[*2]の者に良好な効果がある。

> [*1] 心腎不交：心火旺盛と腎陰虚証の症状が同時にみられる状態で、陰虚火旺の一種である。慢性疲労などによって腎陰虚になり、精神的な緊張が続き心火旺盛になる。症状としては、不眠・動悸・ふらつきなどがある。
>
> [*2] 陰虚火旺：腎陰虚など陰精不足によって虚熱を生じた状態で、過労によって起こる。症状としては、不眠・頭痛・イライラ・熱感・のぼせなどがある。舌は乾燥して赤くなる。

14 ヒステリー

《1方》

【主治】ヒステリー
【取穴】間使（図E）
【位置】内関の上1寸で、両筋の間。
【操作】毫針を用い、直刺で1寸。強刺激で提挿し、30秒行針する。まず瀉法を施し、後に補法を施す手技（先瀉後補法）を用いる。両側に取穴するのではなく、片方に取穴する。男性は左側、女性は右側が原則である。

【考察】間使は手厥陰心包経の腧穴である。本経の腧穴は本経の走行上の病気を主治することができるうえ，間使には心を落ち着かせ精神を安らかにする（寧心安神）作用がある。また同時に，同名経の経穴は同じ気を相求める働きがある。つまり，手厥陰心包経と足厥陰肝経とは同名経であるため，気分をのびやかにし鬱を解き放つ（舒肝解鬱）効果がある。

《2方》

【主治】ヒステリー
【取穴】後谿（図F）
【位置】手の第5中手骨小頭の後方で，手を握るとポコッと飛び出る横紋頭。
【操作】毫針を用い，針尖を掌心に向けて捻転しながら0.5寸進針し，まず瀉法を施し，後に補法を施す（先瀉後補）。
【考察】後谿は手太陽小腸経の腧穴であり，八脈交会穴の1つで督脈に通じている。そのため，陰陽を調節し経気を疏通して，人体の臓腑の気血を回復させる働きがある。そのためにヒステリーを治療することができる。

（西田コメント）
督脈は脳に通じているので，精神安定の作用がある。

15 てんかん発作

《1方》

【主治】てんかん発作
【取穴】十宣（図F）
【位置】両手の10指の先端で，指甲から0.1寸離れたところ。
【操作】毫針を用い，指先を1つ1つ点刺し出血させる。一般に1〜2針で

患者は蘇生する。重症でも3～4針で寛解する。

【考察】実証の発作時に活用する。突然卒倒し，人事不省になり，口から泡を吹き，両目を仰視し，四肢が痙攣し，ある者は豚や羊のような鳴き声を発することがある。十宣に刺針すると救急時にたいへん速効性があり，脳を覚醒し内風を抑え（醒脳熄風），詰まっていた痰を出し五官の竅を開く作用がある。ただし蘇醒後，弁証して適当な治療を施さなくてはならない。

《2方》

【主治】てんかん発作
【取穴】湧泉（図G）
【位置】足底の正中線の前3分の1の交わるところ。第2・3中足骨の間，足を屈してできる陥凹部。
【操作】毫針を用い，直刺で0.5寸。強刺激で，蘇生するのを待って置針する。この間，数回捻転行針をしても構わない。
【考察】湧泉はてんかん発作の救急処置に対して優れた効果がある。本穴は陰分を潤し陽分を静め（滋陰潜陽），痰を破り閉ざされた竅(あな)を開け（豁痰開竅），精神を覚醒する作用がある。

《3方》

【主治】てんかん発作
【取穴】後谿（図F）
【位置】手を握って，第5中手骨小頭の後方の横紋にできる突出部。
【操作】毫針を用い，針感を得た後，針を強く引き出しゆっくり進針する（緊提慢按）瀉法を用い，針感を強く感じさせた後，すばやく抜針する。毎日1回。
【考察】後谿はてんかんを治療する要穴である。実証のてんかん発作に活用する。てんかんの臨床症状を見てみると，意識消失の多くは邪気旺

盛によって起こり，あるいは人体機能が過度に旺盛になっているために起こっている。それゆえ，「邪気が盛んであれば実証」である。本方は，『霊枢』経脈篇のなかの「盛んなればすなわち之を瀉す」の治療法則に一致する。

16 しゃっくり

《1方》西田追加方[39]

【主治】頑固なしゃっくり

【取穴】膻中（図D）と至陽（図C）

【位置】膻中は前胸部で胸骨の前正中線上，両乳頭の間。第4肋間隙と同じ高さで，指圧すると圧痛がある。至陽は第7胸椎棘突起の下で，ほぼ肩甲骨下端の高さに相当する。

【操作】7～8壮ほど施灸する。灸熱が胸腔内にしみわたると効果がある。

【考察】しゃっくりとは気逆であり，横隔膜の痙攣である。「上気海」とされる膻中には，上焦の気病を治し，気を降ろし胸を寛げる（降気寛胸）働きがある。そのため，横隔膜の緊張を緩め，吃逆を治める働きがある。至陽は督脈に属し，胸や横隔膜を調節し（寛胸利隔），脾の働きをよくし中焦を調節する（健脾調中）作用がある。膻中と至陽で胸を前後から挟んで，横隔膜の痙攣であるしゃっくりを治す。しゃっくりは胃気の上逆であるので，中脘を併用すると更に効果がある。

（西田コメント）

効果の発現に速効性はなく，施灸してから数時間ほど遅れて効果が現れる。

《2方》

【主治】頑固なしゃっくり
【取穴】少商（図E）
【位置】拇指の橈骨側で，爪甲の角から0.1寸ほど離れた爪甲根部。
【操作】毫針を用い，0.1～0.2寸の深さに刺して強刺激を加える。本方は実証のしゃっくりに適応される。虚証には補法を用いる。
【考察】しゃっくりは胃気が上逆して横隔膜が痙攣するために起こる。本方で少商に取穴するのは，手太陰肺経が胃を循環し，横隔膜を上り肺に属しているからである。そのため，肺気の宣通作用*が失われた実証のしゃっくりに対して非常に優れた効果を発揮する。

> *宣通作用：肺の働きは気を主る（呼吸）以外に，宣発粛降・水道を通調する作用がある。宣発とは，気・血・津液を全身の隅々にまで散布する機能である。宣通とは，この宣発の機能が順調に働くことをいう。

《3方》

【主治】しゃっくり
【取穴】翳風（図A）
【位置】乳様突起の前下方の陥凹したところで，耳垂の後ろで下顎と乳様突起との間にある陥凹部にあり，開口して取穴する。
【操作】毫針を用い，針先はやや前上方に向けて1.5寸ほど刺針する。耳道に痺れた感じやときにのどに向けて放散する響きがあれば，20分置針する。
【考察】翳風は手足の少陽が交会する腧穴である。臨床実践のなかで，この腧穴は機能が鬱滞し，肝気が肺胃に影響を及ぼして起きたしゃっくりに比較的効果がある。

《4方》

【主治】しゃっくり
【取穴】内関（図E）
【位置】腕関節の内側横紋，正中線の上2寸で，両側の筋肉の間。
【操作】毫針を用い，患者の吸気時に針を刺入させる。針を0.5寸進め，0.3寸戻し，その後に患者に吸気させ，針を0.5寸進め，0.3寸戻し，進退ともに3回行ってから15分置針する。一般に1〜3回で治癒する。男性は左側に，女性は右側に刺針する。
【考察】内関は手厥陰心包経の絡穴である。別支が手少陽三焦経に走っている。安心鎮静作用のほか，同名経の同気相求の作用によって足厥陰肝経の働きももっている。それゆえ，情緒不安定が原因のしゃっくりにも顕著な効果がある。

《5方》西田追加方[39]

【主治】しゃっくり
【方法】コップの水をコップの手前からではなく，前方から飲む（図4）。
【考察】この動作をするためには，身体を前屈して，息をこらえなければならず，また嚥下動作は迷走神経を刺激するため，横隔膜の痙攣を止めるきっかけを作っていると考えられる。

西田コメント

軽度のしゃっくりはこの方法で即座に止まる。また長時間続くしゃっくりでも止まるきっかけを作る。日常の簡単なしゃっくりを止めるには便利である。

《6方》

【主治】しゃっくり
【取穴】乳中（図D）

1 ◆内科疾患

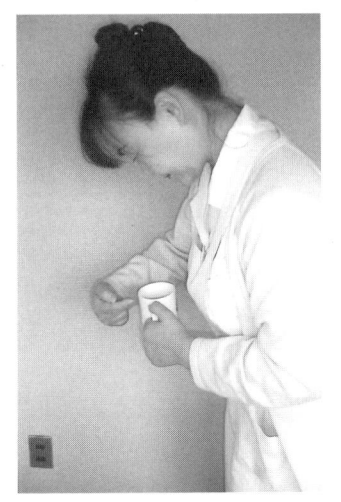

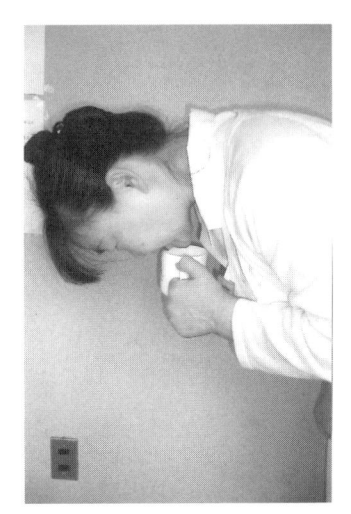

図4　コップ逆飲み法

【位置】乳頭の中央。
【操作】手でこの腧穴を時計回りに20～50回，按摩する。
【考察】乳中は足陽明胃経の腧穴である。この腧穴に按摩すると気血の流れが促進され，経絡の流れがよくなり，胃の働きがよくなり上逆を降ろし（和胃降気），臓腑の調和をとる作用がある。このため，実証・虚証に関係なくしゃっくりに効果がある。

《7方》

【主治】しゃっくり
【取穴】攢竹（図D）
【位置】眉頭内側の陥凹したところ。
【操作】両側の腧穴を続けて30秒ほど強く指圧する。
【考察】攢竹は足太陽膀胱経の腧穴である。正気が減退したり，腎の納気機能が弱ったために，気の上衝を引き起こしたり，胃気が横隔膜を上逆して障害を起こしている者に有効である。膀胱と腎とは表裏関係

にあるので，膀胱経の攢竹は腎不納気のしゃっくりを治すことができる。

《8方》

- 【主治】皮層性のしゃっくり
- 【取穴】阿是穴（図A）
- 【位置】廉泉と天突の中点
- 【操作】手指で点按するか，軽く揉んでやる。
- 【考察】本方は，横隔膜の緊張を和らげ消化器の調和を整える（寛隔和中）働きがあり，気をめぐらせ気逆を降ろし（理気降逆），痙攣を取り去る作用がある。気血が順調に流れればしゃっくりは止まる。

17 食道通過障害※

《1方》西田追加方[39]

- 【主治】食道通過障害
- 【取穴】紫宮（図D）と至陽（図C）による挟み灸
- 【位置】紫宮は前胸部の正中線上で，胸骨の上，第2肋骨間で少し陥凹したところ。指圧するとズシンと響くような圧痛感がある。至陽は第7胸椎棘突起の下で，ほぼ肩甲骨下端の高さ。
- 【操作】紫宮と至陽とで胸郭を挟んで施灸する。7壮ほど施灸する。壮数は限定されているわけではなく，胸にジーンとしみわたる熱感があれば，その日はその壮数で十分である。
- 【考察】食道通過障害のために，嚥下障害・吐き気・嘔吐・食欲不振などが起こる。紫宮は任脈に属し，食道の機能障害にも効果がある。紫宮は古来食道の異常に使用されてきたようで，深谷伊三郎氏が著した『灸法医典』[50]にも多くの説明がある。臨床では，至陽と隔兪も併用

し，前後で横隔膜を挟む，「挟み灸」をするとより効果がある。さらに興味があれば参考文献[39]を参照されたい。

> 西田コメント

食道がん・食道裂口ヘルニア・機能性の食道通過障害でも，本方法は原因疾患を改善するわけではないが，症状を軽減させることができる。筆者は食道がんと横隔膜裂孔の患者に用いた経験があるが，いずれも不思議と嚥下障害が改善された。漢方薬としては，原因が何であれ，咽喉狭窄感・嚥下障害・食道狭窄・食道がんの嚥下障害に「利膈湯」が効果がある。処方内容は，半夏・山梔子・附子という少ない生薬で構成されている。ただし原因疾患が治るわけではない。

18 頭痛

> 西田コメント

頭痛は日常よくみられる疾患であり，それだけにさまざまな治療法がある。頻度からみると緊張型頭痛と片頭痛が最も多い。緊張型頭痛は後頭部に頭痛を訴えることが多く，風池を取穴したり，随伴する肩こりを取り去ってやればよくなる。片頭痛の大部分には，少陽経の腧穴や太陽（奇穴）が効果がある。

《1方》西田追加方

【主治】後頭部の頭痛（緊張型頭痛）
【取穴】風池（図A）と肩井（図C）
【位置】風池は胸鎖乳突筋と僧帽筋の上端の間の陥凹部。肩井は大椎と肩峰を結ぶ線上の中央。
【操作】毫針を用い，両側の風池を風府に向けて1寸刺針する。肩井は1cmほど直刺し，肺を破らないよう深針は避ける。また，随伴する肩こ

りには阿是穴と筋肉の圧痛硬結部位に直刺する。
- 【考察】精神的緊張によって後頭部の筋肉に経筋病巣（圧痛硬結）が生じ，そのため頭痛を訴える。このタイプの頭痛は肩こりの治療だけでもずいぶん症状が改善される。風池と肩井はともに胆経に属している。表裏関係にある肝は疏泄を主り，筋を主る作用がある。そのため，ここに刺針することによって情緒を安定させ，緊張した筋肉を和らげる働きがある。風池は祛風解表，肩井は，頭頸部のこわばり・疼痛・肩背部痛をとる働きがある。

《2方》西田追加方

- 【主治】片頭痛
- 【取穴】太陽（経外奇穴・図A）
- 【位置】眉毛外端と外眼角の中央から，外方に向けて水平線を引いた線上で，前頭骨の頬骨突起と頬骨の前頭突起からなる前頭頬骨縫合の後方の陥凹部。つまり頬弓の後方1寸の陥凹部，あるいは外眼角の外方0.5寸のところにある。
- 【操作】毫針を用い，1寸ほど下方に向けて斜刺し，得気を得て20分ほど置針する。
- 【考察】本穴は大部分の頭痛に効果がある。経外奇穴であるが古来よりさまざまな症状に多用されており，頭痛のほか，あらゆる眼科疾患にも効果がある。本穴の位置は絲竹空（三焦経）と瞳子髎（胆経）を結ぶ線の中央から外方1横指のところにあり，顔面の側面を支配する少陽経の循行上にあるので頭痛にも効果がある。

西田コメント

太陽穴の意味は，「頭部が諸陽の会」であり，陽気が盛んであることを示している。本穴は陽気が旺盛で，興奮によって引き起こされる頭痛を主治するので「太陽」と名づけられている。

《3方》

【主治】片頭痛
【取穴】頷厭から曲鬢に透針（図5）
【位置】額角の髪の生え際，0.3寸入ったところに頭維がある。頷厭は頭維の下0.5寸のところで，歯を噛み合わせると盛り上がり指圧すると圧痛がある。曲鬢は耳上の水平線と耳前の垂直線の交点。
【操作】毫針を用い，まず頷厭に0.5寸ほど刺入し，下に向けて皮膚にそって斜刺し，針を進めて曲鬢に到達させる。瀉法を施し，20分置針する。5分おきに1回行針する。2日に1回治療する。
【考察】片頭痛は少陽頭痛に属する。頷厭は少陽胆経の腧穴で，懸顱・懸釐から曲鬢へと通過し，少陽胆経の腧穴を透針することになる。いずれの腧穴も偏頭痛に有効である。透針することで止痛効果が高まり，治癒率を上げることができる。

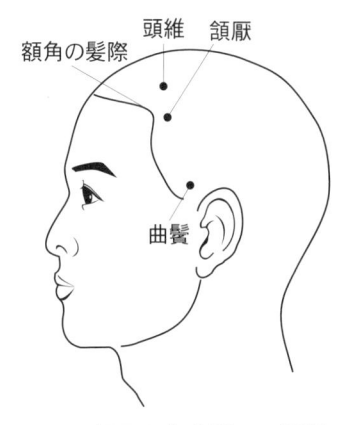

図5　頷厭から曲鬢への透針

《4方》

【主治】片頭痛
【取穴】絶骨（懸鐘・図H）
【位置】足外踝の尖端から真上に3寸のところで，腓骨の後縁。
【操作】毫針を用い，絶骨に刺針する。奥に向けて直刺し，平補平瀉法を施す。2寸進針し，30～60分置針する。右の片頭痛であれば左の絶骨に，左の片頭痛であれば右の絶骨を取穴する。
【考察】絶骨は足少陽胆経の腧穴である。また足三陽絡でもある。片頭痛は少陽経の経病に属することが多い。同名経の腧穴に刺すと同名経病を治療できる。

《5方》

- 【主治】前額痛
- 【取穴】印堂（図A）
- 【位置】両側の眉毛の内側頭を結んだ中点。額の中央で眉間にあたる。
- 【操作】毫針を用い，斜刺で0.5寸。20分置針。毎日1回刺針する。
- 【考察】印堂は経外奇穴であるが，督脈の走行上にある。督脈は脳に通じているので前額痛を治すことができ，効果機序としては近位作用もある。「腧穴のあるところを主治することができる」。

《6方》

- 【主治】前額部および両側頭部の拍動痛あるいは鈍痛
- 【取穴】中渚（図F）
- 【位置】手背部の第4・5中手骨間で，中手指節関節後方の陥凹部。
- 【操作】毫針を用い，直刺で0.5〜0.6寸。捻転提挿を加え強刺激する。針感が上方に走り，肩部あるいは頭部に達するよう刺激する。30分置針，10分おきに1回，指で弾針する。
- 【考察】中渚は手少陽三焦経の腧穴である。ここに刺針することにより経気を疏通させることができるので止痛できる。

西田コメント

本穴は寝ちがえにも常用される。

《7方》

- 【主治】頭痛
- 【取穴】肓兪（図D）
- 【位置】腹部の臍の両側0.5寸離れたところ。
- 【操作】毫針を用い，直刺で1寸。時計回りに捻転して痛みが止まれば抜針する。一般に頭全体の頭痛には両側に，片頭痛には患部側に取穴する。

【考察】肓兪は足少陰腎経の腧穴である。また足少陰経と衝脈の交会穴でもある。養陰補腎の作用もある。腎虚と血虚の頭痛には理想的な効果がある。

《8方》

【主治】頭頂部痛
【取穴】列缺（図E）
【位置】患者の両手の虎口（拇指と示指の間）を合わせ，片方の示指の先端が反対側の手の橈骨茎状突起にあたる陥凹部。
【操作】毫針を用い，上に向けて斜刺し捻転しながら進針する。痺れだるい感覚が起こるのを待って30分置針する。捻転しながら抜針する。
【考察】列缺は肺経の絡穴であり，ここから手陽明経につながっている。また奇経八脈の1つであり任脈に通じている。奇経八脈は十二正経の気血をすべて調節する作用があるので，当然，さまざまな病気を治す効果がある。また手太陰肺経の経別は陽明経の経別とも交わっており，手陽明大腸経は頸項部にも循行している。そのため頭頂部痛にもこの腧穴は有効である。

《9方》

【主治】頭頂部痛
【取穴】至陰（図H）
【位置】足の第5趾外側で，爪甲角より0.1寸のところ。
【操作】毫針を用い，直刺で1～2mm。得気を得て20分置針する。
【考察】至陰は足太陽膀胱経の井穴である。ここで陰陽が交会する。気血の流れの終点であり，起点でもある。実邪を取り去り鬱滞を除き（瀉実祛滞），痺れと機能を正常にする（宣痺気機）作用がある。そのほか，至陰は太陽経の根穴でもあるため，頭頂痛を治すことができるが，これは経絡と密接に関係していることによる。

19 心悸亢進

《1方》

【主治】心悸亢進
【取穴】内関（図E）
【位置】腕関節内側の横紋正中線の真ん中上2寸で，両筋肉の間。
【操作】毫針を用い，直刺で1寸。平補平瀉法を施し，20分置針する。一般に針感は手指，あるいは上向して肩や胸部に響く。
【考察】内関は手厥陰心包経に属する。心を穏やかにする安心作用がある。また気血を調節して経絡の疏通をよくする作用がある。したがって，心悸亢進に対して顕著な効果がある。

西田コメント

参考文献[59]をもとに，内関について補足したい。

① **内関の作用**：寧心安神・鎮驚止痛・理気和中の作用がある。
② **内関に関連する経脈**：心包経・陰維脈（図6）・足の三陰経・足陽明胃経。

内関は手厥陰心包経の絡穴であり，手少陽三焦経につながっている。また陰維脈の主治穴でもある。さらに足の三陰経と任脈，それに足陽明胃経につながっているため，胸・腹・脇腹を循行している。総

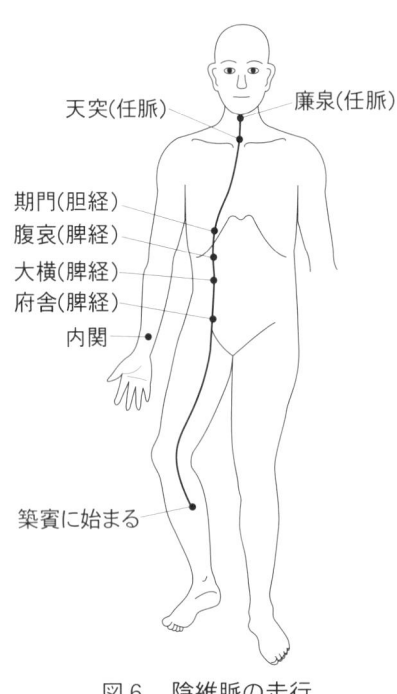

図6　陰維脈の走行

括すると，内関は上・中・下の三焦の経絡の流れに関係し，三焦の平衡を調整し，三焦の病を治すという一大要穴である。

③**内関の臨床応用**：内関の臨床上の応用範囲は広く，心痛，循環器疾患，胸・胃・脇腹・腹部の内臓疾患の治療に効果がある。内関は，心臓・脈管系疾患の治療の要穴で，冠状動脈の血流を改善することが知られている。循環器疾患の治療には欠かせない。

《2方》

【主治】心悸亢進
【取穴】間使（図E）
【位置】内関の上1寸で，両筋の間。
【操作】毫針を用い直刺する。平補平瀉法を施し，20分置針する。
【考察】間使の作用は基本的に内関と同じである。両穴を交互に使用するとよい。

《3方》

【主治】心悸亢進
【取穴】少海（図E）
【位置】肘を屈して，肘横紋尺骨側で，上腕骨内上顆の間。
【操作】毫針を用い，直刺で0.5～1寸。捻転を早くしたり，ゆっくりしたりして均等に刺激する。20分置針する，毎日1回刺針する。
【考察】少海は手少陰心経の合穴で，臓腑を調節し，経気の作用を高め，心悸亢進を好転させる効果がある。

《4方》

【主治】心悸亢進
【取穴】下都（図F）

【位置】手背部で，手を握り，第4・5中手骨頭の高点の間。液門と中渚の中間辺りに相当する。
【操作】毫針を用い，直刺で0.5寸。平補平瀉法を施し，20分置針する。
【考察】この方法は経験穴である。本穴は手少陽三焦経の循行上にある。経気の疎通をよくし，また反射的に心拍数を遅らせる作用がある。

20 徐脈

《1方》

【主治】徐脈
【取穴】通里（図E）
【位置】神門の上1寸
【操作】毫針を用い，直刺で1寸。小刻みに提挿し，針感を得て，捻転をゆっくり均等に行い刺激する。30分置針する。2日に1回。
【考察】通里は手少陰心経の絡穴である。本穴は双方向性の機能をもっており，これがキーポイントになる。

 西田コメント

ここでは，補瀉の手技を使い分けることが重要である。補法は徐脈を治し，瀉法は心悸亢進を治すことができる。

21 笑症（笑いが止まらない）

《1方》

【主治】笑症
【取穴】少衝（図E）
【位置】手小指の橈骨側で，爪甲角より0.1寸離れたところ。

【操作】毫針を用い，直刺で0.2〜0.3寸。強刺激で瀉法を施す。10分置針する。2日に1回。
【考察】『医林改錯』に「泣き笑いが止まらないのは，……気血が脳に滞って通じないからである。また臓腑の気が相接しないからである」と述べられている。本方では手少陰心経の井穴の少衝に取穴すれば治すことができる。本穴は実邪を瀉し停滞を取り去り（瀉実祛滞），痺れをのびやかにし硬結を開く（宣痺開結），臓腑の調和作用を備えている。

22 横行症（横柄な振る舞い）

《1方》

【主治】横行症
【取穴】後谿（図E）
【位置】手を握り，第5中手骨頭の後方尺骨側で，表裏の横紋の尖ったところ。
【操作】毫針を用い，後谿から掌心に向かって刺針する。捻針し0.5寸ほど進針する。平補平瀉法を施し，毎日1回。
【考察】後谿は手太陽小腸経の腧穴であり，八会穴の1つで，督脈の主治穴である。督脈は脳に通じており，本穴に刺針すると精神を安定させ，経絡の流れをよくし，筋肉をのびやかにする（通絡舒筋）効果がある。また，全身の経絡にも相通じているので，ここに刺針すると経気が疏通し，気血が調和する作用がある。それゆえ，心が安定し横行症に対して顕著な効果がある。

23 ｜肝腫脹

《1方》

【主治】肝腫脹
【取穴】痞根（図C）
【位置】第1腰椎棘突起の下で，両側に3.5寸離れたところ。
【操作】毫針を用い，直刺で1寸。平補平瀉を施し，20分置針する。毎日1回治療する。

[西田コメント]
　本穴の位置は膀胱経第2行の肓門にほぼ一致する。痞根は長期間治らない痞塊（胸に痞える塊）や，胃炎や腹痛など胃腸疾患によく効く奇穴である。

《2方》

【主治】肝腫脹
【取穴】阿是穴
【位置】足背部で，第3・4趾間の陥凹したところ。
【操作】毫針を用い，1.5mmほどの深さに刺入し，10分置針する。毎日1回治療する。
【考察】これは経験取穴である。

24 ｜肝気鬱結

[西田コメント]
　肝気鬱結によって起こる症状には，怒りっぽい・イライラ・精神的抑うつ感・気滞（梅核気）などがある。

《1方》

- 【主治】肝気鬱結
- 【取穴】膻中（図D）
- 【位置】両乳頭の間で，前胸の正中線上。
- 【操作】毫針を用い，上に向けて刺入する。小刻みに1～2分捻転し，30分置針する。毎日1回，7日を1クールとする。
- 【考察】膻中は気の海であるため，胸を開き気を調え（寛胸調気），乳が出やすくなる効果がある。したがって，この腧穴に刺針すると，胸肋の脹満・げっぷ・月経不順時の肝気鬱結に顕著な効果がある。

西田コメント

四神総穴を加えるとより効果がある。

《2方》西田追加方

- 【主治】肝気鬱結
- 【取穴】内関（図E）
- 【位置】手掌側の手根横紋の上2寸。
- 【操作】毫針を用い，直刺で0.5～1寸。捻転提挿し，得気を得てから30分置針する。
- 【考察】内関は手厥陰心包経の絡穴であり，寧心安神・鎮驚止痛・理気和中の効果がある。内関から別枝が手少陽三焦経に走る。また八脈交会穴の1つで，陰維脈の主治穴でもある。内関の主治範囲は，心包経・心経・三焦経・陰維脈の循行上の症候であり，これらの経脈に関連した経絡・臓腑・組織や関連器官すべてに治療効果がある。心胸の疾患の要穴であると同時に精神疾患はもちろん，消化器疾患・肝胆疾患・呼吸器疾患・婦人病などを治療できる。副穴として，期門・太衝（ともに肝経）を加えて疏肝理気の作用を促し，三陰交で脾胃を補って，気血を調節し経絡のめぐりをよくする。

25 | 脾臓の肥大※

《1方》

【主治】脾臓の肥大
【取穴】章門（図D）
【位置】腋窩中線で，第11肋骨前端のやや下方。側臥位になり，下腿を伸ばした状態で肘を曲げると肘頭が付くところ。
【操作】棒灸を用い，10分温める。あるいは毫針を用い，斜刺で0.8寸。補法を施し，30分置針する。毎日1回刺針する。
【考察】章門は足厥陰肝経に属し，少陽の会であり，脾の募穴である。腑は章門に集まる。いわゆる募穴は臓腑の経気の集まる腹部の腧穴であり，臓腑と密接な関係にある。それゆえ，この腧穴に刺針すると脾臓の肥大を解消し，顕著な効果がある。ただし，右側下方は肝臓のあるところであり，左側下方は脾臓のあるところである。ここに刺針するときは，深度を把握し，予期せぬ事故を予防しなければならない。

26 | 寝汗（盗汗）

《1方》

【主治】寝汗
【取穴】陰郄（図E）
【位置】神門の上0.5寸。
【操作】毫針を用い，直刺で0.5～1寸。提挿して得気を得る。平補平瀉法を施し，30分置針する。毎日1回治療する。
【考察】陰郄は手少陰心経の郄穴である。陰を潤し，火を降す（滋陰降火），

あるいは陰陽を調節する作用がある。寝汗は陰虚に属し，身体の抵抗力が低下し，虚弱反応として起こる症状である。『素問』宣明五気篇では，「五蔵の化液，心は汗をなす，肺は涕をなす，肝は泪をなす……」（五蔵は変化して液体を作る。心から変化したものは汗となり，肺から変化したものは涕となり，肝から変化したものは泪となり……）と説明している。

西田コメント

上述の『素問』の一文は，五臓の働きが弱ると，それぞれの臓によって五液という，種類は異なるが体液の分泌が盛んになることをいっている。例えば，心が弱ると汗が多く出るようになる。したがって，陰郄に刺針することによって心経を補益すると寝汗は治まる。

《2方》

- 【主治】寝汗
- 【取穴】復溜（図G）
- 【位置】下肢内側で，太谿の真上2寸のところ。
- 【操作】毫針を用い，直刺で1寸。多くは補法を用いる。小刻みに捻転し針を引き上げるときはゆっくりし，すばやく刺入して，得気を得た後，30分置針する。毎日1回。
- 【考察】復溜は足少陰腎経の腧穴である。腎陰を養うことができる。本穴は双方向性の作用がある。瀉法を用いると発汗でき，補法を用いると止汗できる。

27 ｜ 多汗症

《1方》

【主治】手掌の多汗症
【取穴】合谷から後谿（図F）に透針
【位置】合谷は第1・2中手骨の間の結合部，拇指と示指を開いたときにできる陥凹部にあり，やや示指よりに取穴する。後谿は手を握ったときにできる小指側の第5中手骨頭の後方尺骨側で表裏の肌目のところ。
【操作】毫針を用い，合谷から後谿に向けて進針する。平刺法で捻転せず，置針もしない。1日おきに治療する。
【考察】「腧穴のあるところは，主治することができる」といわれる。合谷から後谿への透針は，経気を疏通し，陰陽を調節し，皮膚を堅固にさせる作用がある。本方により手掌の発汗を少なくすることができる。

《2方》

【主治】多汗症
【取穴】神門から内関（図E）に透針
【位置】神門は腕の横紋，手掌側の尺骨側端のやや上方の陥凹したところ。
【操作】毫針を用い，神門から進針し，内関に向けて斜刺する。両側に同時に刺針する。強刺激で，置針はしない。2日に1回刺針する。
【考察】汗は心の液である。神門は手少陰心経の輸穴で，原穴でもあるので，虚を補い，心を安らかにすることができる。内関は手厥陰心包経の絡穴である。ここからの別支が手三焦経に走る。また，内関は八脈交会穴でもあり，陰維脈の主治穴でもある。内関に透針すると，寧心安神作用があるため，多汗症を治すことができる。

28 口渇（消渇）

《1方》

【主治】口渇（消渇）
【取穴】海泉（図B）
【位置】舌下の正中線の中央。
【操作】三稜針を用い，点刺し出血させる。
【考察】本穴は経外奇穴に属する。口渇（消渇）に対して顕著な治療効果がある。

29 顔面浮腫

《1方》

【主治】顔面浮腫
【取穴】解谿（図G）
【位置】足関節前面の横紋の中央で，筋肉の間の陥凹したところ。
【操作】毫針を用い，針尖を踵に狙いを定めて直刺で0.5寸。平補平瀉法を施し，20分置針する。1日1回。
【考察】解谿は多気多血の足陽明胃経の経穴である。「経脈の通過するところはその経脈上の病気を主治する」。足陽明経は顔面に分布しているので顔面浮腫に顕著な効果がある。

30 足心熱（足底の煩熱）

西田コメント

足心熱は疲れたときなど，陰虚によって起こることが多い。

《1方》

- 【主治】足心熱
- 【取穴】湧泉（図G）
- 【位置】足底にあり全足趾を曲げると陥凹するところ。足底部の前より3分の1にある。
- 【操作】毫針を直刺する。捻転のスピードを均等に捻針し，得気を得てから抜針する。
- 【考察】湧泉は足心熱をとる働きがある。第一に足少陰腎経は足に走行し，本経上の病位を主治する作用（循経効果）がある。第二に近位効果がある。局所の体表や近隣器官の疾患に治療効果がある。

《2方》西田追加方[18]

- 【主治】足心熱
- 【取穴】復溜（図G）
- 【位置】足の内踝とアキレス腱の間の陥凹中に太谿がある。復溜は太谿の真上2寸，アキレス腱の前縁にある。
- 【操作】毫針を用い，直刺で0.6～1寸。得気を得た後，瀉法を施す。置針はしない。毎日1回治療し，10回を1クールとする。
- 【考察】足心熱は陰虚内熱によって起こる。復溜は腎気を潤す作用があるので，陰虚を改善する。三陰交と湧泉を加えるとより効果があがる。

西田コメント

足心熱は真夏など過労になったときや，高齢者の腎虚によって起

こりやすい。漢方処方としては黄連阿膠湯がよく効果がある。

《3方》西田追加方

- 【主治】足心熱
- 【取穴】腎兪（図C）
- 【位置】第2腰椎棘突起の下で，両側1.5寸。
- 【操作】腎兪に1.5寸ほど刺針し，得気を得て30分置針する。
- 【考察】腎兪には腎気を補益する作用がある。腎の疲れを治すことにより足心熱を取り去ることができる。速効性がある。

31 足底の冷え※

《1方》西田追加方 [18]

- 【主治】足底の冷え
- 【取穴】腎兪（図C）
- 【位置】第2腰椎棘突起の下，両側1.5寸。
- 【操作】直刺で1～1.5寸，補法を施し，局部に酸張感を与えた後20～30分置針する。毎日1回治療する。10回を1クールとする。
- 【考察】冷えは腎の温煦（おんく）作用の低下によって起こる。腎兪は腎気を補益作用があるので，身体を温める働きがある。

西田コメント

腎兪に刺針したその晩から，足の冷えが消失した例をときどき経験する。焼山火の手技を用いるとより効果がある。

32 流行性感冒の予防

《1方》

- 【主治】流行性感冒
- 【取穴】足三里（図G）
- 【位置】膝の下で，犢鼻の下3寸，脛骨より1横指離れたところ。
- 【操作】毫針を用いて直刺する。提挿捻転して得気を得て，ゆっくりと刺激し，針感を下方の足の方向に響かせる。あるときには大腿に針感が放散するが，患者には気持ちよい程度に刺激する。30分置針し，10分おきに行針する。
- 【考察】足三里は，第一に経気を調え，消化吸収を助け生化の源を助けることに関係する。第二に人体の防衛力と免疫機能に関係し，第三にこの腧穴に刺針すると身体を強壮にする。そのため流行性感冒の予防に効果がある。

西田コメント

　　消化管は大きな免疫組織であるといっても過言ではない。足陽明胃経の合穴を刺激することにより全身の免疫力を高め，カゼに対する免疫力を増強していることになる。現在ではインフルエンザの予防接種で効果があり，流行期でもほとんどの場合，感染から予防できるが足三里は普通のカゼの予防にも役立たせることができる。

《2方》

- 【主治】感冒の予防
- 【取穴】風池（図A）
- 【位置】後頭骨の下の陥凹中で，脳空穴の真下，風府の両側に取穴する。
- 【操作】毫針を用い対側の眼窩に向けて進針する。0.5〜0.8寸ほど刺入し，

平補平瀉法を施し，10分置針する。毎日1回。
【考察】風池は足少陽胆経に属する。また手足の少陽経と陽維脈の交会するところでもある。風邪を取り去り（清疏風邪），邪気を発汗させ（解肌発汗），経絡を温め流れをよくし（温経活絡），陽気を通じさせて寒邪を散らす（通陽散寒）作用がある。そのため，衛気（身体の外側の防衛力）を増強して感冒の予防として働く。

33 感冒

《1方》

【主治】感冒
【取穴】大椎（図C）
【位置】第7頸椎棘突起の下。
【操作】毫針を用いて捻転進針し，0.4～0.5寸の深さに刺針する。平補平瀉法を施す。10分ほど置針する。一般に1～2回で完治する。
【考察】大椎は手足の六つの陽経の交会穴であり，諸々の陽経が出合うところである。体表から邪気を発汗し解熱する（清熱解表）効果があるので，感冒に対して効果がある。

- 西田コメント -

寒証の感冒（さむけがある感冒や，鼻汁を多く出す感冒）には，施灸すると速効がある。

《2方》

【主治】感冒
【取穴】肺兪（図C）
【位置】第3胸椎棘突起の下で，両側1.5寸。
【操作】肺兪に抜罐し，15分留罐（吸引したままにしておく）する。あるい

は，まず脊柱部に落花生油を塗り，第7頸椎から吸引しながらすばやく抜罐用のガラスを脊柱にそって第4腰椎まで滑らせて，走罐する。その後，外上方に向かい肺兪で停める。

【考察】肺兪は足太陽膀胱経の背兪穴である。それゆえ肺疾患を主治する。風邪や寒邪を疏散する（解表疏風・散寒）作用がある。

|西田コメント|

抜罐療法は咳が多いときや喀痰が多いときに意外に著効がある。これは感冒に限らず気管支喘息の咳や痰を減少させ呼吸を楽にさせることができる。

《3方》

【主治】風邪
【取穴】液門（図E）
【位置】手を握り手背部の薬・小指の接合部で，中手指関節前の陥凹部。
【操作】毫針を用い，第4・5中手骨の間隙に0.5～1寸ほど刺針する。数回捻転する。
【考察】液門は手少陽三焦経の滎穴である。虚熱^{*1}を冷まし，陰血^{*2}を養う効果がある。

＊1 虚熱：水分不足が進み，それに伴って熱証が現れた状態。特徴は津液不足による乾燥状態で，体力の低下した状態の虚証と，微熱や口内乾燥など熱証の症候が同時にみられる。

＊2 陰血：体内の陰分や血液。

34 喀痰過多

《1方》

【主治】大量の痰

【取穴】豊隆（図G）
【位置】下肢の外踝上8寸，すなわち外膝眼と外踝尖端の線上の中点。脛骨前縁外側に2横指のところ。
【操作】毫針を用い，2寸ほど捻転刺入する。提挿手技で針感を出す。平補平瀉法を施し，20分置針する。毎日1回刺針する。
【考察】豊隆は足陽明胃経の絡穴であり，ここから表裏関係にある足太陰脾経につながっている。脾胃の調節・運化作用*を促進し，痰濁を取り去る効能がある。脾は「生痰の源」である。脾と胃は表裏関係にあるので豊隆に刺針すると痰を排出し，熱痰を冷ます（清熱化痰）効果がある。

> *運化作用：運化とは，転化と運輸を意味する。転化とは，さまざまな消化酵素によって飲食物を消化し，消化された栄養物質や水分を消化管壁から血中やリンパ管中に吸収して，気・血・津液・精の生成源とすること。運輸とは，吸収した栄養物を門脈系やリンパ管を通じて全身に輸送すること。

35 哮喘（ゼイゼイと息切れがする）

《1方》

【主治】哮喘
【取穴】定喘から外定喘（図C）への透針
【位置】定喘は大椎の両側0.5寸のところ。外定喘は大椎より両側に1.5寸のところ。
【操作】毫針を用い，定喘から進針する。45度の角度で外定喘に向けて斜刺する。平補平瀉法を施し，30分置針する。毎日1回。
【考察】定喘から外定喘への透針は，比較的よい効果があり，喘息発作の持続時間を短縮でき，また発作回数を低減できる。呼吸機能に対して顕著な調節作用がある。

> 西田コメント

定喘から外定喘への透針は，僧帽筋に斜刺することになるので肺を破る危険はない。

《2方》

【主治】哮喘
【取穴】膻中から華蓋（図D）への透針
【位置】膻中は胸骨の前正中線上にあり，両乳頭の間にある。華蓋は前正中線で，胸骨柄と胸骨体との結合部である。
【操作】毫針を用い，膻中から上に向けて平刺し華蓋に透針する。平補平瀉法を施し，小刻みに捻転する。30分置針する。毎日1回。埋線してもよい。
【考察】膻中から華蓋への透針は，その間に玉堂・紫宮を経由する。いずれも任脈上にある。この4穴は気管支喘息に対して効果がある。透針することによって，順気化痰・降気平喘の効果を強める働きがある。この治療法は実証の喘息の治療にすこぶる効果がある。

《3方》

【主治】哮喘
【取穴】停喘（図F）
【位置】第4・5中手骨小頭の間。
【操作】毫針を用い直刺する。平補平瀉法を施し，20分置針する。毎日1回。
【考察】本方は経験による取穴である。

《4方》

【主治】気管支喘息
【取穴】魚際（図E）

【位置】第1中手骨掌側中点の赤白肉際のところ。
【操作】毫針を用い，針尖を掌心に向けて斜刺で0.5〜1寸。針感が出たら20〜30分置針する。5分おきに1回捻針する。10回を1クールとする。左右の腧穴を交互に使用する。
【考察】魚際は止喘には速効性がある。急性期の発作時間を短縮し，喘息を寛解させるには理想的な治療手段である。また本穴は肺経に属するため肺経の症候に効果がある。

36 喀血

《1方》

【主治】気管支拡張症による喀血
【取穴】孔最（図E）
【位置】前腕の掌側の橈骨側で，太淵と尺沢を結ぶ線上で，手根横紋から7寸上。
【操作】毫針を用い，直刺で1寸。平補平瀉法を施し，20分置針する。毎日1回。
【考察】孔最は手太陰肺経の郄穴である。本方で気管支拡張症の喀血を治すことができるのは，経脈の通過しているところの腧穴はその経脈の病位を主治することができるためである。「経脈の通過するところは，その部位を治すところ」という治療原則にもとづいた治療法である。本穴は新病に対して特に効果がある。経脈をめぐらせ肺を補えば，喀血も止まる。

《2方》

【主治】咳が激しく血痰が出る
【取穴】尺沢（図E）

【位置】肘を少し屈して取穴する。肘窩横紋上で，上腕二頭筋の橈骨側。
【操作】毫針を用い，直刺で0.5～0.8寸。針を上下して捻転のスピードを一定にし，得気を得る。20分置針する。毎日1回。
【考察】尺沢は手太陰肺経の合穴である。『難経』六十四難篇では，「合穴は逆気を主り，またこれを排泄する」「経脈の通過するところは，その部位を治すところである」と述べられている。そのために喀血が治癒する。

37 嘔吐

《1方》

【主治】麻酔中の悪心・嘔吐
【取穴】内関（図E）
【位置】腕関節内側の横紋の真上2寸，長掌筋腱と橈骨側手根筋腱との間。
【操作】毫針を用いすばやく直刺する。捻転しながら1～1.5寸進針する。針感を得た後，5～10分置針する。一般によく速効する。
【考察】本症にはまず内関を取穴する。内関は手厥陰心包経に属し，八脈交会穴の1つであり陰維脈（図6・30頁）に属している。寧心安神・鎮静止痛の働きのほか，全身の各種の病気を調節して治療する。麻酔中の悪心や嘔吐には，本穴に刺針すると特に効果がある。

▶西田コメント

本穴は腕を伸ばし，手掌を上に向けて取穴する。

《2方》

【主治】神経性嘔吐
【取穴】中魁（経外奇穴・図F）
【位置】中指の第2節骨尖上で，指を屈して取穴する。中指背側近端の指関

節横紋の中点にあたる。
- 【操作】毫針を用い，0.1～0.2寸刺入する。一般に中等度に刺激し，必要に応じて軽く刺激する。30分置針する。
- 【考察】中魁は経外奇穴である。神経性嘔吐には特に効果がある。

《3方》

- 【主治】嘔吐が止まらないとき
- 【取穴】金津と玉液（図B）
- 【位置】舌先を上に巻き，上の門歯で舌をしっかり挟んで固定する。舌下正中の舌小帯の両側を通る静脈のところで，左は金津，右は玉液と呼ばれる。
- 【操作】三稜針を用いて金津と玉液から出血させる。
- 【考察】金津・玉液は経外奇穴である。通経活絡によって嘔吐を止める作用がある。例えば実証と熱証による嘔吐には，竅を開き熱邪を瀉す（開竅瀉熱）作用があり，瘀血を除き，血をめぐらせる（化瘀行血）効果がある。

> 西田コメント
> 金津と玉液への刺絡は，舌が肥大して喋りにくいものや，舌の痛みや腫脹に対してよく効果がある。しかし，出血傾向のある患者には絶対に用いてはならない。

《4方》

- 【主治】酒の過飲による嘔吐
- 【取穴】率谷（図A）
- 【位置】耳尖端の真上にある。髪の生え際の上1.5寸。
- 【操作】毫針を用い，斜刺で0.3～0.5寸。10分置針し，その間，提挿捻転による行針を2回行う。
- 【考察】率谷は足少陽胆経の腧穴であり，足太陽膀胱経との交会穴でもある。

本方は経験による取穴である。

《5方》

【主治】脇満嘔吐（脇が張って吐きそうになる）
【取穴】意舎（図C）
【位置】第11胸椎棘突起の下で，両側に3寸開いたところ。
【操作】毫針を用い，左右に0.5寸内方に斜刺する。20分置針。毎日1回。
【考察】意舎は足太陽膀胱経第2行の腧穴である。本方は経験による取穴である。

[西田コメント]

　　意舎は，胃兪・脾兪・胃倉など，消化機能を反映する腧穴の近くにあり，嘔吐・下痢・腹部膨満などに効果がある。

38 ｜ 胃痛

《1方》

【主治】胃痛
【取穴】素髎（図B）
【位置】鼻の先端
【操作】毫針を用い，直刺で0.2〜0.3寸。捻転はしない。一般に痛みは即座に寛解する。
【考察】素髎は督脈の腧穴である。一般に本穴は，昏迷・救急にも多用される。実践経験では，急性心窩部痛・脹満痛・痙攣痛にすこぶる効果がある。

《2方》

- 【主治】胃脹満痛
- 【取穴】外膝眼（図G）
- 【位置】本穴は犢鼻穴のことで，膝を屈して膝蓋骨外側の陥凹中にある。
- 【操作】仰臥位にして両下肢を伸ばし，銀針を用いて捻転刺入し，だるく痺れた感覚を得る。男性は左側，女性は右側に取穴し，平補平瀉法を施し，30分置針する。
- 【考察】外膝眼は足陽明胃経の腧穴である。本穴は胃経に属しているので胃病を主治する。

《3方》

- 【主治】胃痙攣
- 【取穴】労宮（図F）
- 【位置】指を曲げて掌を握るとき，中指と薬指の指尖の間が掌心に当たるところ。
- 【操作】毫針を用い，直刺で0.3〜0.5寸。すばやく刺入し軽く捻転する。10分置針。
- 【考察】労宮は手厥陰心包経の滎穴である。肝気が胃を障害し（肝気犯胃），胃痙攣を起こした者にとてもよい効果がある。

《4方》

- 【主治】胃痛
- 【取穴】鳩尾（図D）
- 【位置】剣状突起の下で，臍上7寸に相当する。
- 【操作】毫針を用い直刺する。患者の吸気時に進針する。平補平瀉法を施し，20分置針する。
- 【考察】鳩尾は任脈の絡穴である。治療機序は，第一に腹部の経気を疏通さ

せ，第二に局所取穴になる。局所体表とその付近の内臓疾患を治療
できる。

>[!西田コメント]
本穴は食欲不振も主治する。

39 ｜ 胃下垂

《1方》

【主治】胃下垂
【取穴】提胃穴（図D）から天枢への透針
【位置】提胃穴は中脘の両側4寸のところ。
【操作】提胃穴に刺入し得気を得た後，針を少し引いて再び天枢に透針する。
　　　　1日1回，あるいは2日に1回。
【考察】胃下垂は中気下陥証に属し，脾胃虚弱のために起こる。刺針による
　　　　治療効果と針感との関係は非常に重要である。一般に得気を確実に
　　　　得た者は理想的な効果を得ることができる。

《2方》

【主治】胃下垂
【取穴】胃上穴（図D）から中脘への透針
【位置】胃上穴は臍上2寸で，両側4寸開いたところ。
【操作】胃上穴から横刺して中脘まで透針する。その後，水分まで透針する。
【考察】この治療法は針灸の近位作用によるものである。近位穴は局部体表
　　　　と付近の器官組織の症状を治療する働きがある。

40 急性腹痛

《1方》

【主治】急性腹痛
【取穴】内関から外関（図E）への透針
【位置】内関は腕関節の内側横紋の正中線中の真上2寸で，両筋の間にある。
【操作】毫針を用い，内関から進針し，まっすぐ外関に透針する。提挿手技によって針感を得て，針を強く引き出しゆっくり刺入し（緊提慢按），捻転して針感が強く感じるのを繰り返す。15分置針。
【考察】内関は手厥陰心包経の絡穴であり，ここから分かれて手少陽三焦経に別走する。また奇経八脈の主治穴1つであり，陰維脈（図6・30頁）にも通じている。外関は手少陽三焦経の絡穴で，ここから分かれて手厥陰心包経に別走する。また八脈交会穴の1つであり，陽維脈にも通じている。このため，気血を調節でき，経絡を通じさせることができるので，比較的よい鎮痛効果を発揮することができる。

《2方》西田追加方

【主治】腹腔内の疼痛
【取穴】相当する夾脊穴で，脊柱の両側1～1.5cm辺りの圧痛硬結部位を探す。
【操作】やや内側に向けて1.3寸ほど刺入する。強刺激で瀉法を施す。内臓部に針感が響くとよく効く。
【考察】夾脊穴の異常（圧痛硬結）は，その高さに相当する内臓の異常を表現している。夾脊穴への刺針は，馬尾神経から神経根が胸椎間から出てくるところを神経ブロックすることになる。

《3方》

【主治】急性胃痛および腹痛
【取穴】中脘（図D）
【位置】腹部前正中線上で，臍上4寸のところ。剣状突起と臍のほぼ中間にある。
【操作】毫針を用い，直刺で1.5寸。虚証に対しては補法を施し，実証に対しては瀉法を施す。20分置針。1日1回。
【考察】中脘は長い臨床実践のなかで有効であることが証明されている。中脘は中焦の気を補益し（補中益気），清気を昇らせ濁気を消化し（昇清化濁），中焦を和して胃気が逆流するのを降ろす（中和降逆）効果がある。また，この治療法は針灸治療による近位作用（経脈には関係なく，腧穴の近くの病気を治す働き）もある。

《4方》

【主治】下腹部痛
【取穴】公孫（図G）
【位置】足内側の第1中足骨の底部で，前下縁の陥凹中の赤白肉際のところ。
【操作】毫針を用い，直刺で1.5寸。提挿瀉法を用い，15分持続し，抜針する。毎日1回。
【考察】報告によると，公孫は下腹部痛の性質を鑑別する作用をもっているといわれる。もし刺針後痛みが止まれば一般に機能性病変であり，刺針後，痛みが再発し止まらなければ器質的病変である。

《5方》

【主治】腸痙攣（下脇腹部痛）
【取穴】三陰交（図G）
【位置】足内踝の尖端から上3寸で，脛骨の後縁のところ。

【操作】毫針を用い，進針後，提挿して針感を得て再び捻転し，針を強く引き出しゆっくり刺入する（緊提慢按）瀉法の操作を往復3回繰り返し，針感を放散させ，20分置針。

【考察】三陰交は，足太陰脾経・足厥陰肝経・足少陰腎経の交わるところであることから，これらの経脈の症状を主治することができる。下脇腹部の痙攣痛には特に効果がある。

《6方》

【主治】下腹部疼痛・会陰部痛のため腰を真っ直ぐにできない。
【取穴】会陰（図D）
【位置】毫針を用い，男子は陰嚢と肛門の間，女性は大陰唇後部の連合部と肛門の間のところ。
【操作】毫針を用い，この部位の青筋中央部に点刺して出血させる。置針はしない。
【考察】これは点刺法の一種である。血流を活発にし腫れを消退させ（活血消腫），五官の竅を開き熱邪を瀉し（開竅瀉熱），経絡の流れを活発にする（通経活絡）作用がある。

(西田コメント)

痛みは「通じざればすなわち痛む」によって起こるため，経絡が通じれば痛みは消退する。これによって下腹部の疼痛を治すことができる。

刺針する場所が陰部であるため，患者の羞恥心を軽減する必要がある。体位は患者を側臥位にさせ，腰部を露出して腰を曲げさせてから，陰嚢と肛門の間に刺針する。効果は確実であり，慢性前立腺炎や急性尿道炎などにも効果がある。手技は上述の刺絡手技のほか，寸6針で直刺し，強く得気を得てから，20分置針してもよい。

《7方》西田追加方 [41]

【主治】下腹部痛
【取穴】大横（図D）
【位置】臍の両側4寸。
【操作】直刺で0.7～1寸。施灸してもよい。捻針すると腹部や鼠径部に重い感じが伝わる。
【考察】大横は脾経の循行上で腹部にある。下腹部の疼痛・下痢便秘などに効果がある。中脘や足三里を加えると更によい効果が得られる。腹部の冷えには，施灸・棒灸（10～20分）がよい。

《8方》

【主治】急性腹痛
【取穴】金津・玉液（図B）
【位置】舌下両側の静脈上で，左を金津，右を玉液と呼ぶ。
【操作】三稜針で点刺し出血させる。一般に1回の治療で効果がみられる。
【考察】金津あるいは玉液は経外奇穴である。この治療法は，開竅泄熱・活血化瘀・疏通経絡の作用を備えている。そのため急性胃腸炎による腹痛に効果がある。

41 急性虫垂炎

西田コメント

現代医学の常識では信じがたいが，急性虫垂炎は針灸治療（刺針または施灸）のみで治すことができる。臨床医として何例も経験してきたので確信をもって断言できる。

《1方》

- 【主治】急性虫垂炎
- 【取穴】蘭尾穴(らんび)（図G）
- 【位置】足三里の下2寸のところ。
- 【操作】毫針を用い，直刺で2〜3寸。提挿捻転して得気を得て，瀉法を行う。20分置針する。その間3回行針する。毎日1回刺針する。
- 【考察】蘭尾穴に刺針して虫垂炎を治療する。刺針時期が早ければ早いほどよい。刺激強度と針感を得ることがポイントである。

（西田コメント）

虫垂は大腸の一部分である。また上巨虚は大腸の下合穴である。足三里の下の蘭尾穴は胃経の循行上にあり，ほぼ上巨虚と一致している。そのため，蘭尾穴は急性虫垂炎に速効がある。虫垂炎のときには蘭尾穴は縦に棒状に圧痛硬結ができて，左側に比べ右側が特に圧痛過敏になっている。また刺針だけでなく，直接灸をしても効果がある。壮数は腹痛がなくなるまでである。現代医学では急性虫垂炎は外科的治療が常識になっているが，初期なら針灸治療で十分に対応できる。

《2方》

- 【主治】虫垂炎による腹痛
- 【取穴】止痛穴（図F）
- 【位置】手背部で，第3・4中手骨間中の後ろ3分の1の陥凹したところ。
- 【操作】毫針を用い，針尖を前腕の方に向けて斜刺する。0.6〜0.8寸進針し，上腕あるいは手指の方向に針感が放散するのを待って，20分置針する。

（西田コメント）

腰痛2（経外奇穴）に相当する。本穴は手陽明三焦経の循行上にあるので，三焦の経絡の気血の流れを疏通させることにより虫垂

炎にも効果があるものと考えられる。

《3方》

- 【主治】虫垂炎
- 【取穴】帯彙穴（図C）
- 【位置】腸骨後上縁の上 0.3 寸で，尾骶骨の筋肉の外縁の両側 0.3 寸。
- 【操作】右側の帯彙穴を選び，患者を左側臥位に寝かせ，両寛骨と両膝を自由に曲げる。1.5～2寸ほど刺入する。患者の太り具合をみて刺す深さを判断する。炎症が目立つ者には強刺激し，瀉法を施す。症状が落ち着けば中程度に刺激する。平補平瀉法を用いる。病気がもち直したら中等度の刺激で補法を用いる。一般に10～15分置針する。置針する際，捻針はしない。右下腹部がひどく痛む者には，置針時間を延長してもよい。毎日1～4回，病状の程度をみて判断する。全快後も2日はしっかりと治療を続ける。
- 【考察】本法は，『全国医薬衛生科研資料選編』によるものである。急性虫垂炎の単純型・蜂巣炎型に対して治療効果がある。また慢性虫垂炎にも効果がある。しかし，6～8時間以内に2～3回刺針しても痛みが退かない場合や，腹部の症状がさらに悪化する場合，体温が急上昇する場合などは腹膜炎を起こしているので外科手術が必要である。

42 ｜ 泄瀉（下痢）

《1方》

- 【主治】水様性下痢
- 【取穴】止瀉穴（図D）
- 【位置】腹部で臍下 2.5 寸に取穴する。
- 【操作】毫針を用い直刺し，小刻みに捻転して，針をゆっくり持ち上げ，針

を強く刺入しきつく押す（慢提緊按）補法を用い，これを3回往復し，病人に熱感を覚えさせる。30分置針。毎日1回。
【考察】本方は経験による取穴である。下痢あるいは慢性の軟便に効果がある。ここに温灸するのもよい。

《2方》

【主治】下痢が止まらない・食欲不振・精神的に元気がない（俗称：小翻症）
【取穴】肛門内の小黒泡
【操作】三稜針を用い，肛門内の小黒泡1個を刺破する。その後，消毒液を浸した脱脂綿で拭き，抗生物質を塗る。一般に1回で治癒する。
【考察】この方法は民間で広く用いられ，効果があり，操作は簡単である。

《3方》西田追加方

【主治】激しい下痢
【取穴】裏内庭（経外奇穴・図7）
【位置】足底部に位置する。第2・3中足骨の指節間関節前方の陥凹部。胃経の内庭の裏側になる。
【取穴】第2趾の裏側の一番膨れたところに墨で印をつけ，その趾を足底に強く曲げて印が写るところ。指圧すると圧痛がある。第2・3中足骨の指節関節前方の陥凹部に取る取穴もあるが[41]，効果は同じ。
【操作】裏内庭に直接灸をする。壮数は，施灸によりその部位に痛みがない場合は痛みを感じるまで，施

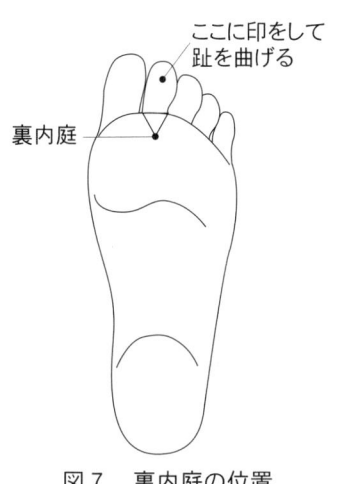

図7　裏内庭の位置

灸により痛みがある場合は施灸により痛みがなくなるまで施灸を続ける。
【考察】裏内庭は足背部の内庭（胃経）と相対しているため，胃腸疾患に速効があると考えられる。

[西田コメント]
古来より常用されてきた有名な経験穴である。一般に1回の施灸で著効がある。特に激しい下痢に効果がある。筆者はかつて，何日も下痢が続くため毎日内服と点滴を続けていたが，それでも治らなかったため裏内庭に施灸したところ一発で治癒し，患者も筆者も唖然とした経験がある。

43 痢疾（腸炎）

《1方》

【主治】痢疾
【取穴】曲池（図E）
【位置】肘を曲げ，肘窩橈骨側で，横紋頭の外側のやや外方の陥凹部。
【操作】毫針を用い，両方の曲池に刺入する。進針し深度は少海（心経）に透針するくらいがよい。実証に対しては強刺激で瀉法を施し，虚証に対しては補法を施す。得気を得て30分置針する。置針中10分おきに1回行針する。毎日1回刺針し，一般に1～3回で治る。
【考察】曲池は手陽明大腸経の合穴である。曲池には，大腸経の機能を調節することはもちろん，熱を冷まして湿を取り除き（清熱利湿），気血を調和する（調和気血）働きがある。

[西田コメント]
効果を得るためには，上述の手技が大事である。

《2方》

- 【主治】痢疾
- 【取穴】痢疾過敏点（図G）
- 【位置】足の内踝尖と陰陵泉をつないだ線上で，5等分し，下5分の2のところ。
- 【操作】直刺で1.5寸。進針後，針感が出てくるのを探し，再び捻針する。虚証なら補法を行い，実証なら瀉法を施す。一般に20分置針する。毎日1回あるいは2日に1回。
- 【考察】本方は経験による取穴である。痢疾に対して特異的な効果がある。

（西田コメント）

この経外奇穴は足太陰脾経上にあるので，消化機能の異常に効果がある。

44 便秘※

《1方》西田追加方

- 【主治】便秘
- 【取穴】大横（図D）
- 【位置】臍の両側4寸。
- 【操作】毫針を用い，直刺で0.7～1寸。腹部や鼠径部に重だるい感じが伝われば効果がある。
- 【考察】大横は足太陰脾経の走行上にある。本穴の深部には横行結腸があるため，近位効果もあり大腸の疾患を治すことができる。便秘のほか，下痢・腹痛にも効果がある。

（西田コメント）

本穴は効果が高い。何日も排便がなく，腹満を訴えていたある入院患者に刺針したところ，翌朝大量の臭い排便があった経験があ

る。本人と看護師は「臭い,臭い」と騒いでいたらしいが,筆者は当日,遅れて行ったのでそれを嗅がずに済んだ。

《2方》西田追加方

【主治】常習性便秘
【取穴】支溝（図E）
【位置】手根背側横紋の上3寸で,尺骨と橈骨の間。
【操作】毫針を用い,直刺で1〜1.5寸。捻転提挿する。周囲にはれぼったい感じや,ときに上下に針感が放散することがある。15〜20分置針し,その間2〜3回行針する。一般に1回の刺針後に,1〜3時間ほどすると排便する。
【考察】支溝は便秘の要穴である。本穴は手少陽三焦経に属し,清熱瀉火と臓腑の働きを調整する（調理臓腑）働きがある。長い臨床経験の結果,大便の調節には卓越した効果がある。

▶西田コメント◀

本穴単独でも十分効果があるが,足三里・大横・天枢を併用すると更に効果がある。

《3方》西田追加方

【主治】便秘
【取穴】承山（図H）
【位置】下肢の腓腹筋の両筋腹の陥凹したところ。「人の字」状に引っ込んだところ。
【操作】毫針を用い,直刺で1.5寸進針する。中等度に刺激し,まず捻転した後に提挿を10回繰り返す。置針はしない。毎日1回治療する。
【考察】承山は足太陽膀胱経の腧穴である。筋肉をのびやかにし経絡の流れをよくし（舒筋活絡）,腸の働きを調整する（調理腸腑）働きがある。このため承山は,腸を潤し通便をよくする（潤腸通便）効果がある。

45 ｜胆嚢炎

《1方》

【主治】胆嚢炎
【取穴】胆嚢点（図H）
【位置】陽陵泉の下1横指の圧痛過敏点。
【操作】毫針を用い，直刺で2.5寸。瀉法を施し，強刺激で，10分置針，毎日1回。
【考察】本穴は経験による取穴である。一般に胆嚢炎の早期に効果がある。強刺激による瀉法で清熱解毒，あるいは抵抗力を増強し炎症を抑制する働きがある。

西田コメント

胆嚢点は参考文献[41]では，胆嚢穴となっている。

《2方》

【主治】胆嚢炎
【取穴】胆兪（図C）
【位置】第10胸椎棘突起の下で，両側に1.5寸のところ。
【操作】毫針を用い，0.5寸ほどの深さに内側に向けて斜刺する。針を強く抜いてゆっくり押し（緊提慢按），針感が高まるのを待ち，10分置針する。抜針するときは速抜する。このような手技はすべて瀉法である。
【考察】胆兪は足太陽膀胱経の背兪穴であり，肝胆の実熱を清熱する。古人は「背中は餅の如く，腹は井戸の如し」*と述べており，背兪穴に刺針するときはその深さを掌握しておかなければならない。肺を針で破り気胸を起こさないよう注意する必要があると指摘している。

　＊背中は餅の如く，腹は井戸の如し：中国の餅は，小麦粉をこねて焼い

た「薄い円板状」で，日本の餅と比べると薄い。井戸はいくら掘っても限りがなく深い。

46 │ 高血圧症

《1方》

【主治】高血圧症
【取穴】降圧穴（図8）
【位置】大敦と太衝との間で，行間のやや足拇趾より。
【操作】毫針を用い，直刺で1寸。一般に瀉法を用いる。10分置針。毎日あるいは2日に1回。
【考察】降圧穴は足厥陰肝経の循行部位である。それゆえ肝陽上亢型の高血圧症を治し，「釜の底の薪を引き出す」働きがある。

 西田コメント

　　　大敦は足拇趾の腓側で，爪甲の角から1分，肝経の井穴である。
　　　太衝（肝経）は足背部の第1・2趾接合部の前方の陥凹部にあり，肝経の輸穴であり，原穴でもある。毎日刺針することはできないので，自分で指圧するとよい。

《2方》

【主治】高血圧症
【取穴】曲池（図E）
【位置】肘を90度に曲げ，肘横紋橈骨側頭のやや外方。
【操作】毫針を用い，直刺で1～1.5寸。得

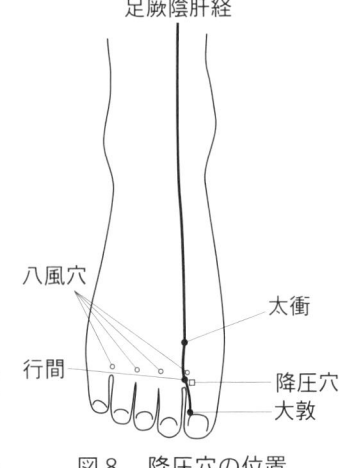

図8　降圧穴の位置

気を得た後，捻転し，針を強く引き出しゆっくり刺入し（緊提慢按），針感が手の方に向かうよう，また肩の方に上行するように操作する。5分置針する。

【考察】曲池は手陽明大腸経の合穴であり，臓腑を調節し，経気を増す作用がある。一般に重篤な高血圧症には瀉法の手技を用いると即座に降圧する。ただしあまり長くは持続しない。

《3方》西田追加方[6]

【主治】高血圧症
【取穴】耳尖穴（図9）
【位置】耳輪の最尖端で，耳朶を前に折って，その上尖端に取穴する。
【操作】三稜針で刺絡する。両側の耳を消毒した後，三稜針を用いて1〜2mmほど刺入する。その後，手で数滴血液を絞り出し，針孔を圧迫し消毒する。毎週1回治療する。
【考察】『霊枢』口問篇には「耳はすべての経脈が集まるところである」とあり，耳と経絡関係の密接なことを説明している。また『霊枢』経脈篇では，①手足の三陽経脈は均しく耳に分布している。②手太陽小腸経は耳の中に入る。③手陽明絡脈は耳のなかに入りすべての経脈に合する。④手足の少陽はすべて耳後から耳のなかに入り，耳前に出て上関の前を過ぎる。⑤足陽明胃経は頬車をめぐって，耳前に上行する。⑥足太陽膀胱経は頭頂から，耳上角に至る。六陰経の脈は完全には耳部までは上行していないが，陰経の経別は本経から分かれ出た後に本経に帰らず表裏関係の陽経に連結している。そのため陽経の通路を借りて耳部に作用している。

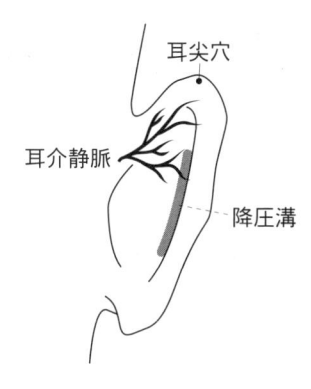

図9　耳尖穴の位置
（右耳，後方より）

以上のように，すべての経脈は耳と深く関係している。耳には経絡は直接には循行していないが，経絡・臓腑との関係は密接である。そのため『衛生宝鑑』では「五臓六腑と十二経脈はみな耳に絡んでいる」といっている。

三稜針を用いて針尖穴に刺絡すると高血圧症を治療することができるのは，刺絡による放血は，古いものを除く，つまり，袪瘀生新・通経活絡の効果があるからである。臓腑と陰陽とが調和し，肝陽を鎮める（平肝潜陽）作用を起こさせるため，高血圧に効果がある。

▶西田コメント◀

筆者の追試によると，耳尖穴に刺絡することにより血圧は確かに正常化する。また血圧の変動の激しい人には耳尖穴を刺絡すると降圧剤を内服しながらでも血圧は安定する。耳尖穴と降圧溝（図9）は，これらの部位から放血することによって脳静脈の鬱滞を取り去ることにより，高血圧による，耳鳴り・めまい・後頭部痛などの症状を除去し，高血圧に合併する脳血管障害（脳出血・脳梗塞・脳血栓など）を予防していると考えられる。

47 ｜ 洞性不整脈

《1方》

【主治】洞性不整脈
【取穴】内関（図E）
【位置】腕の内側の横紋の正中点から真上に2寸，両筋肉の間。
【操作】毫針を用い，直刺で1寸。提挿捻転し，平補平瀉法を施す。針感を手指あるいは肩・胸部に達せさせる。20分置針する。
【考察】内関は手厥陰心包経に属し，また奇経八脈の1つでもあり，陰維脈

の主治穴でもある。十二正経の気血をまとめ，調節する効果があり，合わせて，寧心・安神・鎮痛作用がある。このため，この腧穴に刺針すると心臓の機能を改善し，不整脈を調節することができる。

48 高脂血症

《1方》西田追加方[4]

【主治】高脂血症
【取穴】豊隆（図G）
【位置】下肢の外踝の上8寸，胃経の循行上で，条口の外側1寸。
【操作】毫針を用い，皮膚に90度の角度で1～1.5寸刺入する。得気を得て，30分置針する。毎日1回，10日を1クールとする。2日休んでから2クール目を行い，その後，空腹時の血中脂肪を測定する。
【考察】血中脂肪が高いのは，体内に痰湿が多く，気血の流れを阻んでいる（痰湿内阻）からである。豊隆に刺針することにより，脾胃を健全にして痰湿を取り除き（利湿化痰），有益な栄養分は吸収し余分なものは排出し（昇清降濁），新陳代謝を促進して血中の脂肪含量を低下させる。豊隆に刺針して臨床的に観察すると顕著な降脂作用がある。

《2方》

【主治】高脂血症
【取穴】足三里（図G）
【位置】外膝眼の下3寸で，脛骨外側の約1横指のところ。
【操作】毫針を用い，2寸ほど進針した後，提挿して針感を探す。捻転速度は均等に操作する。針感が足まで，あるいは大腿に放散する。20分置針する。1日1回。

【考察】足三里は足陽明胃経の合穴であり，胃は表裏関係で脾に絡んでいる。そのため，足三里に刺針すると足陽明胃経の経気を疏通させ，脾胃の機能を調節し，脂肪代謝に対して改善作用がある。

49 マラリア

(西田コメント)
わが国では，マラリアをみる機会はほとんどないが，下記の治療法は急性発熱のときに応用できる。

《1方》

【主治】間日熱型のマラリア
【取穴】身柱（図C）
【位置】背部正中線上で，第3胸椎棘突起の下。
【操作】発作1時間前に毫針を用いて，皮膚にそって下に向けて身柱に0.3寸刺針する。患者に腫れぼったい感じが出るまで捻転し，置針する。全身に冷感が出てきたら抜針する。2日に1回刺針する。一般に2～3回治療すると治癒する。
【考察】身柱は督脈の腧穴である。1日おきに寒熱往来（発熱と悪寒を繰り返す）を繰り返す者に効果がある。

(西田コメント)
身柱には，風邪を取り去り経絡のめぐりをよくし（祛風活絡），上逆を降ろす（降逆）効果がある。

《2方》

【主治】マラリア
【取穴】瘧門穴（図F）

【位置】手背部で，中指と薬指の間，赤白肉際で中手骨より 0.3〜0.4 寸離れたところ。
【操作】発作 2 時間前に刺針する。斜刺で 0.5 寸。針感が出るまで提挿し，再び捻転する。平補平瀉法を施し，20 分置針する。
【考察】本方は経験による取穴である。

50 良性甲状腺腫

《1方》西田追加方

【主治】良性甲状腺腫（結節）
【取穴】局所
【操作】毫針を用い，甲状腺腫の上に 1〜2 mm ほど浅く散針し，1 日おきか，週に 2〜3 回繰り返すと，次第に甲状腺腫は縮小してゆく。
【考察】近位効果である。

西田コメント

橋本氏病などの良性甲状腺腫は甲状腺の腫大が主な症状で，甲状腺の機能としては異常を来さない。局所に浅く刺針していると，甲状腺腫は不思議に次第に縮小してゆく。数人に治療し感謝されたことがある。

《2方》

【主治】良性甲状腺腫
【取穴】天柱（図A）
【位置】後頸部の髪の生え際にある。瘂門の傍ら 1.3 寸外側で，生え際から 0.5 寸の陥凹したところ。
【操作】毫針を用い，直刺で 0.5〜0.8 寸。小刻みに捻転し，20 分置針する。毎日 1 回。

🈁西田コメント

経験による取穴である。天柱や大杼は甲状腺のちょうど真裏辺りになる。作用機序は，天柱は甲状腺の背部に位置し，近位効果によるとも考えられる。

《3方》

【主治】良性甲状腺腫（結節）
【取穴】大杼（図C）
【位置】第1胸椎棘突起の下で，両側1.5寸のところ。
【操作】毫針を用い，斜刺で0.5〜0.8寸。小刻みに捻転し，20分置針する。毎日1回。

🈁西田コメント

経験による取穴であると思われる。

51 身体の疲れ※

《1方》西田追加方[61]

【主治】身体の疲れ
【取穴】身柱と腎兪（図C）
【位置】身柱は第3胸椎棘突起の下。腎兪は第2腰椎棘突起の下の両側1.5寸。
【操作】身柱と腎兪に7壮施灸してもよい。刺針する場合は直刺で1〜1.5寸。
【考察】身柱には，精心寧神・祛風活絡の作用があり，督脈を刺激してすべての陽経に活力を与える。また腎兪には腎気を補益し，腰背部の筋肉の疲れを取り去る。また全身の疲れがある場合は，概して肩こりがあるので，肩井や僧帽筋の硬結部に刺針するとずいぶん自覚症状は改善する。四神総穴に取穴して精神的な疲れを取り去ってやるとよい。

2 外科および整形外科疾患

1 脳血管障害の後遺症

《1方》

【主治】脳血管障害の後遺症
【取穴】頭針運動区（図B）
【位置】「上点」とは前後正中線の2分の1のところから後ろ1cmのところで，「下点」とは髪の生え際の前縁と，眉毛を結ぶ線の交叉する部分で，これら上下の点を結んだ線を「運動区」という。

運動区内を5等分し，上の5分の1を「下肢・胴体運動区」という。主に対側の手足と胴体の不随を治療する。中の5分の2を「上肢運動区」といい，主に対側の上肢の不随を治療する。下の5分の2を「顔面部運動区」というが，言語区域も含まれている。主に対側の中枢性顔面神経麻痺・運動性失語症・涎を垂らす・発音障害を治療する。

【操作】毫針を用い，すばやく刺針する。頭皮の下部に達したら上点から下点に向けて刺す。はじめはすばやく捻針を続け，適当な刺激量と刺激強度に達したら5分置針する。3回捻針し，すばやく抜針する。毎日1回治療する。

【考察】運動区に刺針すると，筋力の回復には比較的顕著な効果がある。

　西田コメント

　　この治療法は，発病後できるだけ早期に開始するとよい。現代ではMRI（磁気共鳴画像診断法）によって脳内の損傷部位とその程度を知ることができるが，損傷範囲が広範囲なものには効果が低い。刺針中に被患部位を運動させるとより効果がある。

2 ｜ 風湿性関節炎（慢性関節リウマチ・膝関節炎など）※

　西田コメント

　　風湿熱などが，多発性・対称性・遊走性に四肢の大きな関節を犯し，次第に小関節も障害させる傾向がある。このなかには局所の膝関節炎なども含まれるが，全身症状は現代医学の関節リウマチと同じ病態と考えられる。

《1方》西田追加方 [58]

【主治】風湿性関節炎
【取穴】大杼（図C）
【位置】背部の第1胸椎棘突起の下で，両側1.5寸。
【操作】片方の関節に異常がある場合は患側，両側の関節に異常がある場合は両側に取穴する。毫針を用い，直刺で0.8〜1寸。強く捻転手技を数分用い，数分休む。患者を立たせ数分，多方面の関節運動をさせる。数分休んだ後，また同様の方法を行う。これを数回繰り返す。毎日1回治療し，10回を1クールとする。
【考察】大杼は膀胱経の腧穴であるが，八会穴の1つ，骨会でもある。『奇経八脈考』[51]によれば，手足の太陽経・督脈・少陽経の交会穴である。本穴には，清熱散風・降逆舒筋の作用がある。また強健筋骨の作用があり，あらゆる骨病を主治し，特に脊柱の骨病変に効果があ

る。頸部・肩甲骨周囲・上肢の関節・腰背部・全身の関節に痛みがあり屈伸できないときに効果がある。

> 西田コメント

関節リウマチの患者で針灸治療を行っている症例である。「右足関節に浮腫と痛みがあり，正座できない」と言うので，両側の大杼に1寸ほど直刺し，上記の手技を施したところ，治療直後に完全に正座できるようになっていた。患者は「あれ，あれ！」と不思議がっていた。ポイントは，手技が治療効果に大きく影響するということである。筆者は関節リウマチの患者には必ず大杼にも刺針するようにしている。このほか，大杼には咽頭痛を治す作用もある。

本穴だけで全身の異常が完治するわけではないため，本穴を主穴にし，身体の各部位の異常には適宜選穴して副穴としている。

筆者は，関節リウマチのために毎日が拷問のようで，全身の痛みに苦しめられ，「早く死にたい」と言っていた患者でも，針灸治療だけで2〜3カ月後からは製材の作業に従事できる例を経験したことがある。関節リウマチは完治しないが，生活の質（QOL）を向上させることができる。

《2方》西田追加方

【主治】風湿性関節炎

【取穴】大椎（図C）

【位置】背部にあり，後方の正中線上で，第7頸椎棘突起の下の陥凹したところ。

【操作】全身が重だるく，痺れ感がある者には施灸，灸頭針あるいは棒灸で長時間温め，毎回30分以上治療する。命門と局所の圧痛点にも施灸するとより効果がある。毎日1回治療し，10回を1クールとする。

【考察】大椎は督脈の腧穴であり，手足の三陽経の交会穴である。本穴には風寒邪を皮膚から発散させ（疏風解表・散寒），また余分な熱を冷

まし陽気を通じさせる（清熱通陽）作用がある。大椎は全身の陽経に通じているため、ここを温めることにより、風湿に対して全身の温通効果がある。全身の経絡が疏通すると浮腫も自然に消退する。

《3方》西田追加方[61]

【主治】全身のあらゆる関節痛（関節リウマチなど）
【取穴】次髎と大腸兪（図10）
【位置】次髎は腸骨後上棘を探り、その内側下方0.3寸の圧痛点で、ここを指頭で強く押すとグリグリとした硬結に触れ、同時に下肢に響く圧痛がある。大腸兪は第4腰椎棘突起の下の両側1.5寸。腸骨の最上端を結ぶヤコビー線（図10）上にあるのでわかりやすい。
【操作】次髎には、直刺で0.7～1寸。捻針を加えると下腹部全体または下肢に響きがある。大腸兪には、直刺で1～1.5寸。捻針すると下方に響きがある。また施灸してもよい。
【考察】次髎と大腸兪はともに膀胱経上にあるが、その組み合わせは応用範囲がきわめて広く、全身の関節痛はもちろん、下腹部の疾患すべて

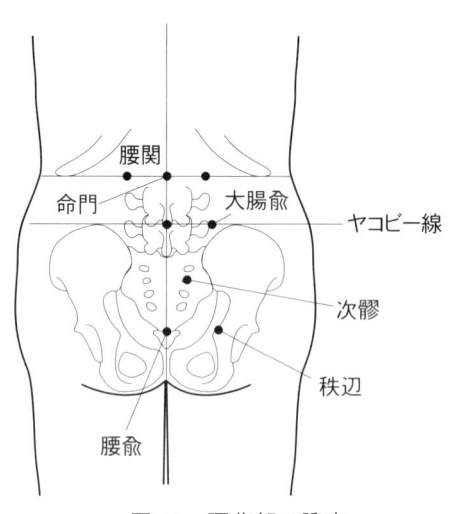

図10 腰背部の腧穴

に効果がある。次髎に施灸すると温通作用があり，手足が温かくなり気血のめぐりがよくなる。また次髎はすべての泌尿器科疾患，坐骨神経痛にも効果がある。

《4方》西田追加方

【主治】風湿性関節炎
【取穴】局所
【位置】風湿熱による関節痛は，被患部位が手・肘・膝・足の関節と，個人により部位が異なり，また移動する傾向がある。その都度，疼痛や腫脹している部位，阿是穴に取穴する。
【操作】毫針を用い，直刺し，得気を得て置針する。また周囲に細絡などの瘀血があると三稜針を用いて刺絡し，抜罐して溜まっている瘀血を吸い出してやると，症状は顕著に改善する。また寒があれば施灸するとよい。
【考察】風湿熱による関節痛は必ず瘀血を伴っている。刺針や刺絡，また施灸で局所の経絡を通じさせると，症状は改善する。

《5方》西田追加方

【主治】風湿性関節炎（膝関節部）
【取穴】膝眼（図G）
【位置】膝関節前面の膝蓋骨の下で，両側の陥凹部中にあって，内外にそれぞれ1穴あり，内膝眼と外膝眼という。
【操作】膝を曲げて取穴する。1.3寸の毫針を用い，膝関節の中央に向けて0.4〜0.6寸の深さに刺入する。20〜30分置針。5分おきに1回行針する。
【考察】経外奇穴である。膝部の腫れや痛み，運動障害に効果がある。

3 │ 顔面筋痙攣（顔面チック）

西田コメント

顔面チックの症状は，ときどき間欠的に顔面の筋肉が痙攣する。大部分は顔面の片側に起こりやすい。主に精神的緊張・不安感などによって誘発されやすい。

《1方》

- 【主治】顔面筋痙攣
- 【取穴】後谿から労宮（図E）に透針
- 【位置】後谿は手を軽く握り，第5中手骨頭後方の尺骨側で，横紋の尽きる，ポコッと飛び出ているところ。労宮は手掌の真ん中。
- 【操作】毫針を用い，労宮に向けてすばやく直刺で1.5寸。捻転提挿して針感を強く起こさせる。20分置針し，その間，5分おきに同様の手技を行う。
- 【考察】顔面筋痙攣の多くは肝風（精神的緊張）と関連している。後谿から労宮への透針については，特に後谿は八脈交会穴の1つで，督脈に通じており，督脈は全身の経絡に通じ，陽気を全身に通じさせることにより風邪によって塞がっていた経絡の通りをよくする（通陽疏風）効果がある。労宮は手厥陰心包経の腧穴であり，虚熱を冷まし，陰血を養う効果がある。そのほか，同名経*は上下の気を1つにし，同気相求める働きがある。そのため，精神的に逆上し炎上することを冷まし（清肝火熄肝風），治療目的を達することができる。

西田コメント

本方に速効性はないが，毎回，痙攣の程度と頻度が確実に軽減してゆく。ただし，顔面筋痙攣の大部分は精神的緊張によって起こるので，四神総穴・太衝・神門などを加え，この場合は概して肩こりを合併しているので，肩こりを取り去ってやると回復は早ま

る。緊張するタイプの性格の者に起こりやすく，性格を変えることは難しいことから，過労や緊張が増すと再発する傾向がある。

> **＊同名経**：手厥陰心包経と足厥陰肝経とは同じ厥陰経である。このような同名経は互いに気血の流れが通じやすいので，心包経に刺針することにより肝経にも作用し，精神的緊張を和らげる働きがある。同名経とはこのことをいっている。

4 三叉神経痛※

[西田コメント]

治療にあたっては，最初は局所に触れず，まず遠隔部位から治療する。被患部位の顔面は過敏になっており，少し触れただけで痛みを誘発するからである。

①遠位療法

1. 背部の圧痛点に刺針

後頸部の督脈・夾脊穴を取穴する。後頸部では風池・頸部の夾脊穴，督脈では大椎・陶道・身柱辺りと，その周辺の膀胱経の圧痛硬結部位を探す。腧穴の部位にこだわることなく，圧痛硬結点を探すとよい。胸鎖乳突筋の周辺の経穴としては，天鼎（大腸経・胸鎖乳突筋の後縁にある）・完骨（胆経）などを目安に圧痛点を探す。

手法は毫針を用い，得気を得て，20分置針する。側頭部の胸鎖乳突筋上やその周辺，上頸背部の督脈・膀胱経・胆経上の圧痛点を按圧して圧痛硬結部位を探し，そこに刺針するだけでずいぶん痛みは軽減する。

2. 循経治療

顔面には，胃経・大腸経・小腸経が絡み，側頭部には胆経・三焦経が絡んでいる。温溜・合谷（大腸経），足三里（胃経），三陽絡

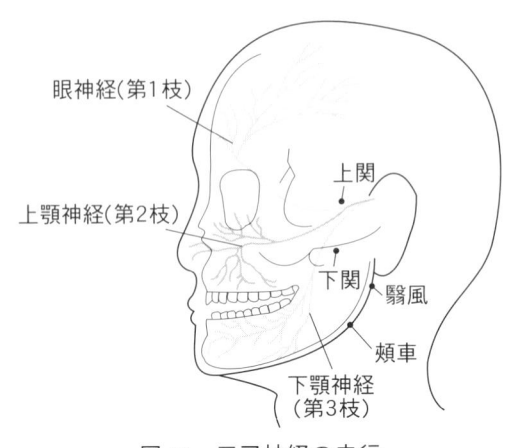

図11 三叉神経の走行

（三焦経），後谿（小腸経）などを取穴する。

②近位療法

近位取穴としては，下記の経穴を1つ選び，交互に刺針する。いずれの経穴も解剖学的に三叉神経（図11）上にある。また，阿是穴も大事な治療点である。

《1方》西田追加方

【取穴】翳風(えいふう)（図11）
【位置】耳垂の後ろで，下顎角と乳様突起との間にある陥凹部。
【操作】やや前方に向け，斜刺で0.8～1寸。顔面に響かせる。
【考察】翳風は手少陽三焦経の腧穴である。手足少陽経の交会穴でもある。三叉神経の頭蓋内よりの出口付近に直接刺針することになる。

《2方》西田追加方

【取穴】上関（図11）

【位置】頬骨弓の上縁で、目尻と耳珠の中央、下関の真上の陥凹部。
【操作】直刺で0.5～1寸。
【考察】上関は胆経の腧穴である。手足の少陽（胆経と三焦経）と足陽明（胃経）の交会穴でもある。顔面は陽明経と少陽経が分布しているので、上関に刺針すると三叉神経痛の痛みを取り去ることができる。また近位効果もある。

《3方》西田追加方

【取穴】下関（図B）
【位置】頬骨弓の下縁で、下顎骨頭の前方の陥凹部。口を閉じて取穴する。
【操作】直刺で0.3～0.4寸。
【考察】下関は足陽明胃経の腧穴であるが、足少陽経の交会穴でもある。

■西田コメント■
まず遠隔部位から治療し、局所の痛みがある程度軽減してから局所の治療に移るとよいように思われる。現代医学よりも針灸の鎮痛効果は優れている。

《4方》西田追加方

【主治】三叉神経痛
【取穴】曲池（図E）の下1寸
【位置】曲池は肘を曲げ、肘窩横紋の外側のやや外方の陥凹したところ。
【操作】毫針を用い、直刺で1～2寸。強刺激で、針感を放散させ肩に達するとよい。毎日1回、30分置針する。
【考察】曲池は手陽明大腸経の合穴である。陽明経は多気多血であり、足陽明胃経とも同名経で、ともに顔面に走行している。曲池は、祛風解表・調和気血・清熱利湿の効果がある。この経外奇穴は大腸経の走行上にあり、曲池に似た作用がある。そのため三叉神経痛に効果がある。

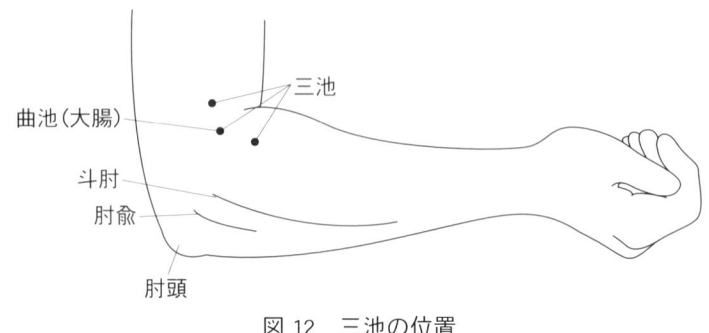

図 12 三池の位置

西田コメント

三池（経外奇穴・図 12）の1つと考えられる。なお，この近くにギックリ腰に速効のある捻挫穴（図 E）がある。

5 線維筋痛症[※]

西田コメント

線維筋痛症は症状として，①広範囲に及ぶ骨格筋の疼痛，②うつ状態などの精神症状が主に現れる。現代医学では難病とされているが，針灸治療では効果がある。

《1方》西田追加方

【主治】線維筋痛症
【取穴】足太陽経筋と手太陽経筋の圧痛硬結部位
【位置】主に背部に走行する足太陽経筋（図 13）と手太陽経筋（図 14）にできた経筋病巣（圧痛硬結部位）に刺針する。
【操作】経筋病巣（患者が苦痛を訴える部位と，指圧により圧痛硬結のある部位）に毫針を用いて刺針する。またその都度，患者が訴える症状に対して1つ1つ針灸治療で取り去ってやると，自然に患者の苦痛

図13 足太陽経筋の走行　　図14 手太陽経筋の走行

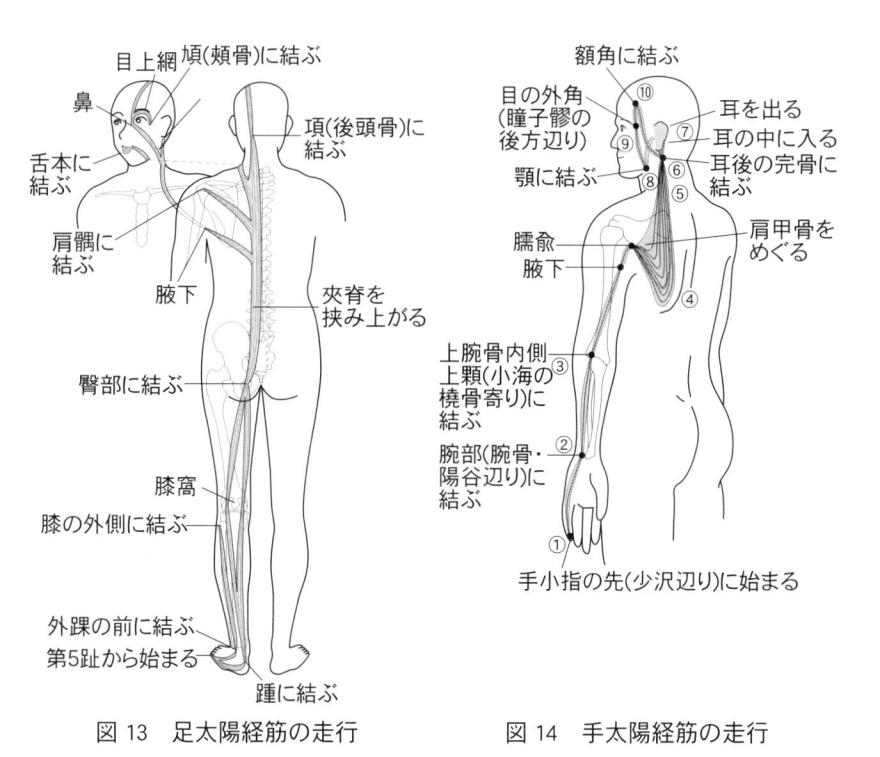

は消退し，精神状態も落ち着いてゆく。追加配穴として，四神総穴・神門・太衝・期門を加える。

【考察】線維筋痛症は肝鬱気滞によって起こる経筋病である。本症は，①広範囲に及ぶ骨格筋の疼痛，②うつ状態・不安・不眠など，精神症状が主な症状である。表面的には筋肉痛や関節痛となって現れているが，病因は精神的緊張によって起こった経筋病である。

現代医学では難病といわれているが，針灸治療により比較的簡単に軽減させることができる。ただ，症状が軽減した後に，ときどき背部筋肉の異常（肩こりなど）を訴えるので，針灸治療を続けてやると再発は予防できる。

6 │ 顎関節症※

西田コメント

長期間の精神的緊張のため咀嚼筋（図15）に異常が現れる。症状としては，顎関節部の痛み・開口困難・頭痛・頸部痛や肩こりなどの筋肉の異常とともに，精神的不安や緊張感などがある。歯を食いしばって生活しているためである。

《1方》西田追加方

【主治】顎関節症
【取穴】耳門（図A）と，咀嚼筋や胸鎖乳突筋（図15）上に生じた経筋病巣。
【位置】耳門は耳の前切痕の前，耳珠のやや上で，下顎骨の下顎頭後縁の陥凹部。開口するとポコッと引っ込むところ。

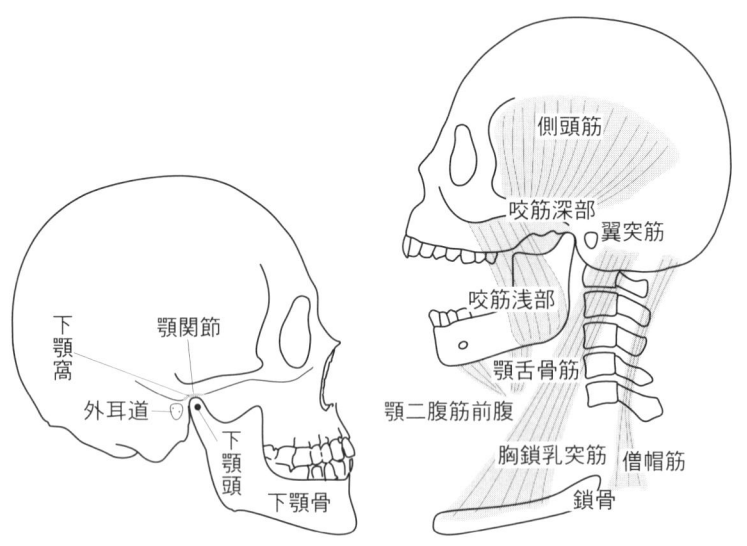

図15　顎関節（左）と咀嚼と顎関節機能に関係する主な筋肉（右）

【操作】開口して毫針を用い直刺する。得気を得て，20分置針すると速効がある。そのほかに咀嚼筋や胸鎖乳突筋にも圧痛硬結があるので，頬車・完骨・後頸の凝りに直刺し，20分置針する。

【考察】顎関節症は，精神的緊張によって咀嚼筋に長時間にわたる収縮が続いたために生じた経筋病*である。耳門への刺針は顎関節近辺に直接刺針することになる。また，精神的緊張のために拘縮を来した筋肉に直接刺針することによって経筋病巣を治すことができる。

> ＊経筋病：『霊枢』経筋篇に記載されている十二経筋のうち，いずれかの経筋が病んだ状態で経筋病巣（筋肉に圧痛硬結や筋肉の痙攣・機能障害）を生じる。

7 肩こり（頸背部の筋肉労損）※

西田コメント

精神的緊張によって，肩こりという筋肉に異常（経筋病巣）を作ることが多い。

《1方》西田追加方

【主治】肩こり
【取穴】天髎（図16）
【位置】第2胸椎下の傍らの風門を外方へ開いた辺りで，肩甲骨の内上隅にあり，指頭で按じると圧痛硬結がある。
【操作】毫針を用い，直刺する。肺を破り気胸を起こさないよう，深さは深くても1

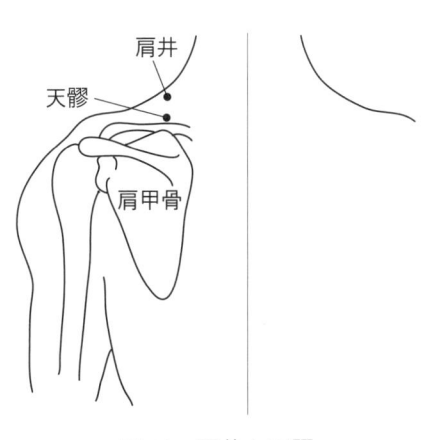

図16　肩井と天髎

cm 以内。捻針して得気を得て，20分置針する。置針するときは伏臥位にさせておくと脳貧血（針暈）の心配がない。また施灸してもよく，7壮ほど据えて灸熱がジーンと気持ちよくしみわたればよい。灸頭針も気持ちがよく，刺針に温通を加えることになるし，灸痕を残さない。

【考察】天髎は手少陽三焦経と足少陽胆経，陽維脈の交会穴である。天髎の「髎」は，「骨突起の辺縁」「割れ目や窪んだところ」の意味である。

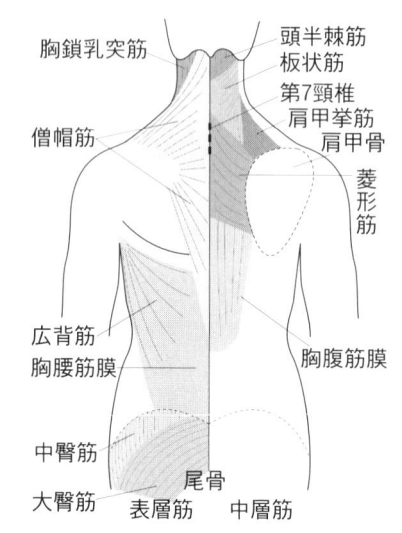

図17 背部正中線上の浅層筋
（左側は浅層第1層，右側は浅層第2層）

肩甲骨の内上隅（深く筋肉中に隠れている）の真上 0.5 寸のところで，表層には僧帽筋・棘上筋があり，その下には肩甲挙筋（図17）がある。肩こりの阿是穴として最も患者が指摘する部位である。精神的負荷と肩甲骨に付着する筋肉のうちでも，最も負担のかかりやすい部位である。

《2方》西田追加方

【主治】肩こり

【取穴】肩井（図C）

【位置】大椎と肩峰を結ぶ線上の中央。手を反対側の肩にあてると中指の先があたるところ。肩こりがあるときには，ここに圧痛硬結がある。下には僧帽筋（図17）があり，深層は肩甲挙筋と棘上筋との間にあたる。

【操作】毫針を用い，1cmほど直刺し，強く瀉法を行う。深針は肺を破る

ので厳禁。
【考察】肩井は足少陽胆経の腧穴であり，手足の少陽経（胆経と三焦経）・足陽明胃経・陽維脈との交会穴（『奇経八脈考』[51]）である。肩部の経筋が結集するところで，舒経活絡の作用が強く，肩背部の筋肉の痛みや上腕の挙上障害に用いられる。

肩こりのときに，肩井の部位も最も凝りを自覚する。肩こりは頸背部の筋肉労損による症状であるので，僧帽筋や肩甲挙筋に直接刺針することによって，全身の経絡のめぐりをよくし（疏経活絡），肝胆の気が鬱結するのを解消させる。

《3方》西田追加方

【主治】肩こり
【取穴】僧帽筋の圧痛硬結部位（阿是穴）
【位置】大椎と肩峰との中間に相当する僧帽筋の圧痛硬結部位（図17）。
【操作】伏臥位で，寸6針を用い，僧帽筋の斜め外上部の圧痛硬結部位に後方から前方に向けて1.0〜1.6寸ほど刺入し，反対の皮下で止める。捻針し得気を得て，20分置針する。刺入するとき，僧帽筋がビクッと痙攣するときがあるが，このほうが効果がある。
【考察】治療方法は経筋療法である。肩こりでは，僧帽筋の斜め外上方（図17）に経筋病巣（圧痛硬結）ができやすく，患者も阿是穴としてよく指摘する部位である。『霊枢』経筋篇では「痛をもって輸となす」（痛みを感じる部位が治療点である）と記載されている。患者が異常を指摘する阿是穴（僧帽筋の圧痛硬結部位）に直接刺針すると肩こりに効果がある。

《4方》西田追加方

【主治】首こり
【取穴】頸椎の夾脊穴

【位置】頸椎から両側に1.5cm離れたところで，圧痛硬結を認める部位。
【操作】毫針を用い，直刺で0.5寸ほど。
【考察】肩こりと言いながら，後頸部の筋肉の凝りを訴える例も結構多い。不思議なことに膀胱経では天柱から大杼まで経穴は設定されていない。そのため，これを補うために多くの経外奇穴が考えられ臨床上利用されている。

頸椎の夾脊穴は，精神的緊張によって経筋病巣を生じやすい。刺針することにより経筋病巣も癒されるが，同時に精神的安定も得られる。

8 寝違え

西田コメント

少陽経（胆経・三焦経）に障害を起こすことが多い。

《1方》

【主治】寝違え
【取穴】絶骨（懸鐘・図18）
【位置】足外踝の尖端より真上3寸（4横指），腓骨を上にすりあげてゆき骨の断絶するところ。腓骨の後縁と短腓骨筋腱との間の陥凹部。
【操作】毫針を用い，直刺で2寸ほど。針を捻転しながら頸部を運動させる。10分に1回瀉法を施す。30分置針。一般に1～2回で治癒する。
【考察】絶骨は足少陽胆経に属し，八会穴の1つ，髄会でもあり，足の三陽絡

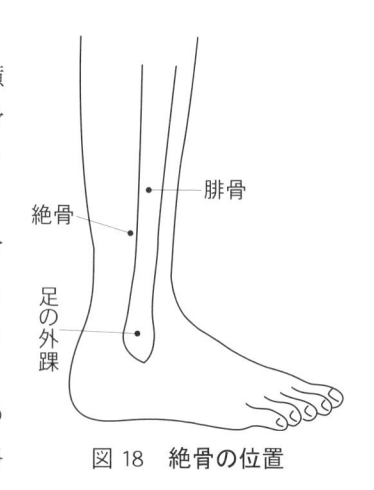

図18　絶骨の位置

である。長期の臨床実践のなかで，この治療法が寝違えに有効であることが証明されている。

西田コメント

絶骨は足少陽胆経に属すため，胆経が障害された寝違えに効果がある。寝違えのために首の回りが悪い症例では，絶骨に刺針すると即座に首の運動痛は改善される。効かせるコツは置針中に頸部を運動させることである。絶骨に刺針後，患者がさらに阿是穴を指摘する場合，そこにもう一針すると症状は軽減する。

《2方》

- 【主治】寝違え
- 【取穴】後谿（図E）
- 【位置】拳を軽く握って取穴する。第5中手骨頭の後方の掌の横紋の尖端。
- 【操作】毫針を用い，0.3〜0.5寸刺入し，強刺激で，針を捻転しながら同時に頸部を動かしてもらう。一般に1回で治癒できる。
- 【考察】八脈交会穴の1つで，督脈の主治穴でもある。督脈に通じているので，全身の経絡に相通じている。経気を疏通し（疏通経気），風邪を皮膚から退散させ（散風解表），経絡の流れをよくする（活絡）効果がある。それゆえ，この治療法の刺針効果は特に優れている。

西田コメント

後谿は手太陽小腸経の腧穴であり，督脈の主治穴でもあるので，小腸経と督脈が障害された寝違えに効果がある。

《3方》

- 【主治】寝違え
- 【取穴】落枕穴（図F）
- 【位置】拳を握り，手背部の第2〜3中手骨間で，掌関節後0.5寸のところ。
- 【操作】毫針を用い，直刺で0.5寸。強刺激で，30分置針する。10分おきに

1回捻転する。それと同時に患者の頭部や肩を運動させる。一般に1回で治癒する。
【考察】この方法は経験穴である。

（西田コメント）

落枕穴は手少陽三焦経の走行上にあるので，少陽経が障害された寝違えに効果があると思われる。

《4方》

【主治】寝違え
【取穴】外関（図E）
【位置】手関節背部の横紋の上2寸で，尺骨と橈骨との間。
【操作】毫針を用い，直刺で1.5寸ほど。強刺激で瀉法を施す。
【考察】外関は手少陽三焦経の絡穴であり，奇経八脈の1つである陽維脈（図23・97頁）の主治穴でもある。外関は十二正経の気血を調節し，経絡の疏通をよくする作用があるので寝違えに効果がある。

（西田コメント）

外関は手少陽三焦経の腧穴であるので，三焦経が障害された寝違えに効果がある。

《5方》

【主治】寝違え
【取穴】内関（図E）
【位置】腕関節内側の横紋の正中の真上2寸で，両筋の間。
【操作】巨刺の法を用いて，患部側とは反対側の内関に直刺し，強刺激で針感を与える。患者には左右に頸部を回転するよう指示し，すばやく抜針する。
【考察】内関は手厥陰心包経の絡穴である。寝違えを治し，経絡を疏通し，疼痛を取り去るという特徴がある。

西田コメント

手厥陰心包経と手少陽三焦経とは表裏関係にある。内関に刺針することにより三焦経の異常に関係する寝違えを治療することができる。この取穴は陰陽交叉取穴法になる。

9 │ 頸椎症（鞭打ち症）※

《1方》西田追加方[4]

- 【主治】頸椎症
- 【取穴】頸椎の夾脊穴
- 【位置】棘突起の下，両側0.5寸離れた部位で，圧痛のあるところ。
- 【操作】頸椎の夾脊穴に内方に斜刺し，0.5寸進針する。捻転補法を1分施し，20分置針する。毎日1回，20日を1クールとする。補助穴として，風池・完骨・天柱を加えると効果が増す。
- 【考察】頸椎症は中高年者に多く，肝腎の損傷・気血不足・筋骨の潤養失調・風寒湿の邪気を感受するなどの原因から起こる。頸椎の夾脊穴への刺針は，その部位の気血をめぐらし，陰陽のバランスをはかり，筋骨を潤す作用がある。

《2方》西田追加方[6]

- 【主治】頸椎症
- 【取穴】陰谷（図G・図19）
- 【位置】膝窩横紋内側で，脛骨の内踝後方にある。膝を屈し半腱様筋腱と半

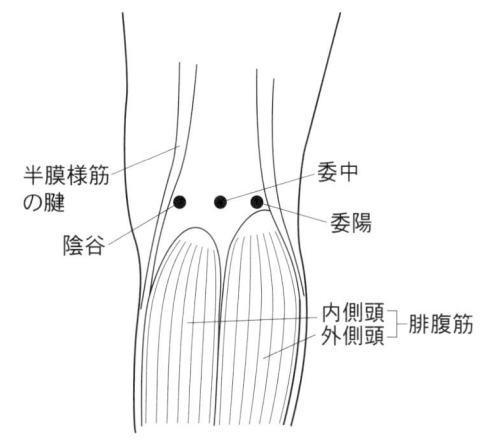

図19　膝窩（右足背部より）の解剖と腧穴

半様筋腱の間の陥凹したところに取穴する。
【操作】膝関節を100〜110度に曲げて取穴する。毫針を用い得気を得た後，5分捻針する。この間，患者にゆっくり頸部を左右に回転，左右前後に首を動かすよう指示する。抜針後，治療者は拇指と示指で頸部の筋肉を数回マッサージしてやる。2日に1回治療する。
【考察】陰谷は足少陰腎経の腧穴である。頸椎症は腎の虚損によって起こり，腎経の合穴である陰谷は腎を補う働きがある。また足少陰経筋（腎経）の走行は，脊柱を挟んで上行し後頭骨に結び（図20），足太陽経筋（図13・81頁）に合しているので，陰谷に刺針することによって後頭部の筋肉の異常を治すことができる。

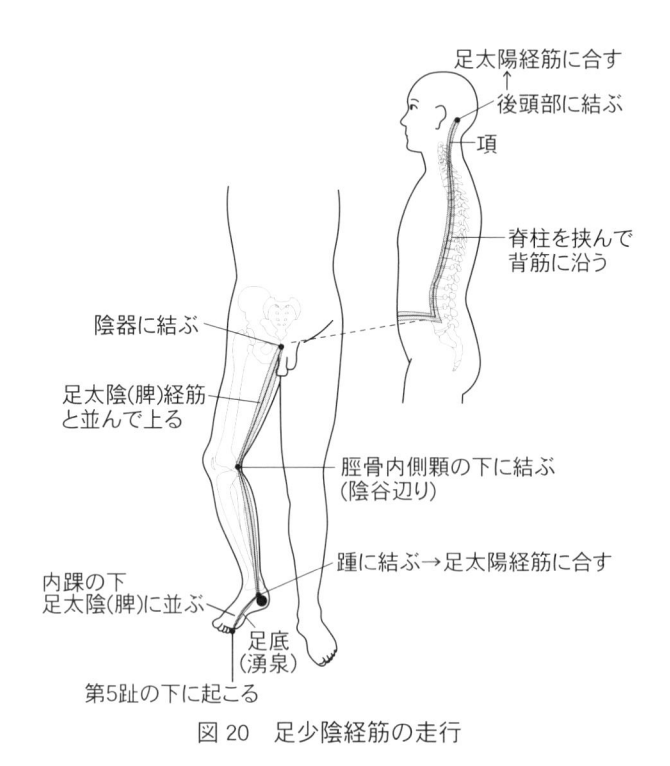

図20　足少陰経筋の走行

10 　上腕挙上障害と肩関節痛

[西田コメント]

　　上腕挙上障害や肩関節痛はスポーツ損傷・五十肩（肩関節周囲炎）・棘上筋症候群・回旋筋板損傷などによって起こる。肩の痛みは、どんな原因でも東洋医学では、病名に関係なく、上腕の挙上障害や肩関節痛に針灸治療が効果がある。

《1方》

- 【主治】肩関節周囲炎などのあらゆる肩関節痛
- 【取穴】条口（図G）から承山（図H）に透針する。
- 【位置】条口は犢鼻の下8寸に相当する。承山は下肢の腓腹筋の内・外側筋腹の交叉した下端の陥凹部。
- 【操作】交叉取穴法を用いる。すなわち左側の肩関節痛には右側の腧穴を用いる。右側の痛むときには左側を取穴する。いわゆる巨刺の法である。毫針を用い、条口から承山に向けて直刺で3.5～4寸〔長針がなく、透針できないときには、条口と承山から互いに向かいあって刺針するとよい〕。提挿捻転し、多くは瀉法を施す。20分置針し、その間1～2回行針する。これに併せて患者に肩関節の運動をさせる。
- 【考察】本方は遠位効果によって、経脈の流れをよくし、風邪を退散させることによって肩関節痛によい効果を得ることができる。

[西田コメント]

　　作用機序は下記のとおりである。
　　肩関節には手の陰陽の6つの経脈が走行している。肩関節痛では、特に手の陽経の経脈（図E）が関係していることが多い。肩の後方は手太陽小腸経が、外側には後方から手少陽三焦経・手陽明大腸経が、肩関節の前方には手太陰肺経が走行している。
　　下肢の条口に取穴するのは、条口は足陽明胃経の腧穴であり、手

陽明大腸経とは同名経だからである。また足太陽膀胱経の承山に取穴するのは，手太陽小腸経と同名経だからである。また手陽明大腸経は手太陰肺経と表裏関係にあるので，条口に取穴することによって肺経の異常を治すことができる。ここでは三焦経に対する配慮がないように思われるが，膀胱経は大椎ですべての陽経が交会しているので三焦経も癒される。肩関節痛の治療のために下肢に取穴するのは上病下取の法になる。

本方で効かせるポイントは，置針中に被患部を運動させることである。また，本方で治療後，運動痛は大幅に改善されるが，必ず阿是穴が残るので，そこに一針するか，皮内針を使用するとさらに効果が得られる。

なお，ここでは患側とは反対側に取穴するように指示されているが同側に取穴しても同様の治療効果が得られる。

《2方》

- 【主治】上腕が痛くてあがらない
- 【取穴】下肢の足三里下の圧痛点（条口辺りに相当する）
- 【位置】足三里の下，3寸ほどの脛骨の外側で，手で圧迫して疼痛があるところ。
- 【操作】毫針を用いて，圧痛点から承山に向けて捻転しながら2〜4寸進針する。主に瀉法を施し，20分置針する。5分おきに1回行針する。一般に軽症の者は1〜2回で治癒する。病歴が長い者は10回ほどで治癒する。
- 【考察】上腕の疼痛と挙上困難は，多くは陽明経の経筋病変による。手陽明大腸経は足陽明胃経とは同名経である。本方は遠位治療効果のある足陽明胃経上にあり，ここに刺針すると特に効果がある。

西田コメント

置針中には患者に肩の運動をさせると，より治療効果は高まる。

《3方》

- 【主治】肩関節周囲炎・肩関節痛
- 【取穴】中平（図G）
- 【位置】足三里の下1寸で，上巨虚の上2寸のところ。
- 【操作】毫針を用い，提挿捻転し，強刺激で，針を強く引き出しゆっくり針を刺入する瀉法（緊提慢按）を行い，針感を得て，20分置針する。患者には患部側の肩を運動させる。多くは左肩が悪いときには右に刺し，右肩の場合は左側に刺針する。両側が痛む場合は両側に刺針するのが原則である。一般に1〜2回で治癒する。病歴の長い者には治癒するまでにもっと多針する必要がある。

西田コメント

上腕の疼痛と挙上困難は，多くは陽明経の経筋病変による。奇穴・中平穴は足陽明胃経上にあるので肩関節痛には遠位効果がある。

《4方》

- 【主治】肩関節周囲炎
- 【取穴】肩部の阿是穴
- 【位置】肩関節の活動をさせるときに痛みを感じる部位（圧痛点）を探す。
- 【操作】圧痛点のところに毫針を用いて刺入し，提挿捻転し，30分置針する。2日に1回治療する。
- 【考察】肩関節痛の多くは風寒を受けているため，いわゆる「漏肩風」（漏風は，「風が隙間から入り込む」の意味）といわれる。風寒邪が経絡を阻滞し，気血の流れを阻害し，経筋系統の栄養を阻害し，関節障害を起こしている。この治療法は，「痛を以って輸と為す」による近位作用の治療方法である。

西田コメント

刺針だけではなく皮内針や灸頭針でもよい。

《5方》西田追加方

【主治】五十肩・肩関節痛
【取穴】内合陽（図21）
【位置】膝窩の中央の下1寸に合陽がある。その下やや内側に圧痛硬結がある。ここが内合陽であり，左右に取穴する。
【考察】経筋療法の1つである。内合陽は足太陽経筋の走行（図13・81頁）上にある。『霊枢』経筋篇では，経筋は「筋肉は繋がっている」と考えている。この治療法はこれを利用したものである。事実，足太陽経筋上の内合陽に刺針すると，足太陽経筋の走行どおりに腰痛や肩関節痛も軽減する。

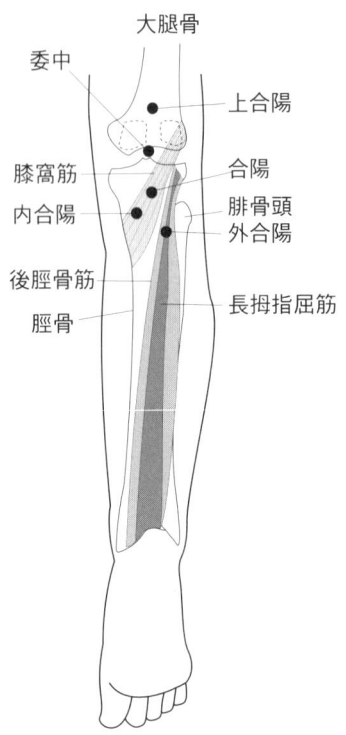

図21 合陽・内合陽・外合陽・上合陽（右足後方より）

《6方》西田追加方

【主治】肩関節
【取穴】肩前（図D）
【位置】肩前は，肩髃と肩部前面の腋窩横紋の先端とを結ぶ線の中点。指圧すると限局した圧痛がある。臑兪は小腸経の腧穴で三角筋の後方にあり，肩貞の真上の肩甲棘下縁の外側の陥凹部にあり，指圧すると心地よい圧痛がある。
【操作】毫針を用い，直刺し得気を得て，15～20分置針する。
【考察】肩関節痛を訴える患者の大部分は，肩前と臑兪に痛みを訴えることが多い。肩前は経外奇穴であるが，肺経の循行上にある。前方の肩関節痛を訴える患者の大部分は，阿是穴としてこの部位を指摘する

ことが多い。『霊枢』経筋篇による「痛を以って輸と為す」の治療法である。局所取穴としてこの2穴に瀉法を施すと速効がある。

《7方》西田追加方

【主治】上腕挙上時の肩関節痛
【取穴】夾脊穴（第5〜8頸椎と第1胸椎）
【位置】第5〜8頸椎と第1胸椎の棘突起の下から外側0.5寸。
【操作】患部側のこの部位に圧痛硬結があるので、寸6針を用いて、やや内側に刺針し得気を得て、20分置針する。
【考察】ここは、上腕に分布している腕神経叢（図22）が前斜角筋と中斜角筋の間を通過している部位である。これら2つの筋肉に浮腫や瘀

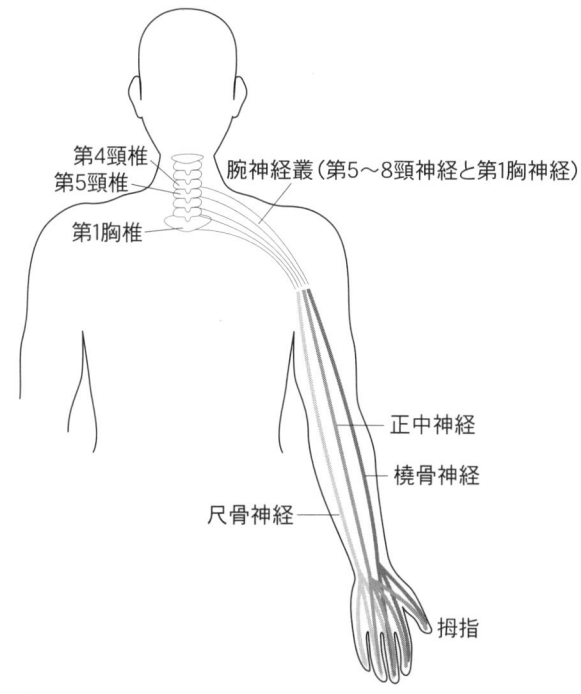

図22 腕神経叢と手指の支配

血など何らかの異常が生じたときに腕神経叢が圧迫されて末梢部に異常が生じる。この夾脊穴に刺針することによって異常が取り去られるので、上腕挙上時の肩関節痛は解消される。

🔲西田コメント🔲

本法は上腕挙上障害のみならず、各種の肩関節疾患・肘関節痛・前腕痛に効果がある。腕神経叢から分枝して肩や腕全体に分布しているからである。

《8方》西田追加方

【主治】肩関節痛
【取穴】天鼎（図A）
【位置】胸鎖乳突筋の後方、喉仏の高さで、指圧すると圧痛がある。側臥位で刺針すると安全である。
【操作】直刺で0.3～0.5寸。刺針して、一瞬下方に響きが走れば、ただちに抜針する。置針はしない。
【考察】天鼎は大腸経の腧穴である。大腸経に原因がある肩関節痛に効果がある。また大腸経は肺経とは陰陽関係にあるので、肩関節前方の肺経の異常も改善する。

《9方》西田追加方

【主治】肩関節痛
【取穴】肩関節周囲の経穴（肩前・肩髃・肩髎・臑兪）
【位置】肩前（図D）は、肩髃と肩部前面の腋窩横紋の先端とを結ぶ線の中点で、上腕をあげると肩峰の近くの前後に2つの陥凹部ができる。前方が肩髃（大腸経）で、後方が肩髎（三焦経）。臑兪（小腸経）は三角筋の後方にあり、上腕をわずかにあげたとき、肩甲棘の下縁外側の陥凹部にある。
【操作】毫針を用い直刺し、得気を得て、20分置針する。疼痛部位によって

使い分ける。前方に痛みがあれば肩前,大腸経に痛みがあれば肩髃,三焦経に痛みがあれば肩髎,後方に痛みがあれば臑兪に刺針する。

【考察】経脈の循行する部位に刺針すると,その経脈上の異常を治すことができる。また,いずれの腧穴も肩関節周囲にあるので,近位効果もある。

11 胸脇痛

《1方》

【主治】胸肋痛
【取穴】外関から内関(図E)の透針
【位置】外関は手関節背側の横紋の中央から上2寸で,尺骨と橈骨の間。内関は手関節内側の横紋の中央から上2寸で,ちょうど外関の内側になる。
【操作】外関から直刺し,内関の皮下に達するまで刺入する。得気を得て,20分置針する。置針中,5分おきに捻針し刺激を与える。
【考察】外関と内関はともに奇経八脈の交会穴でもある。外関(三焦経)は陽維脈(図23)の主治穴,内関(心包経)は陰維脈(図6・30頁)の主治穴である。外関を主治穴とする陽維脈は,手足の太陽経・少陽経・督脈で全陽経と関連している。内関

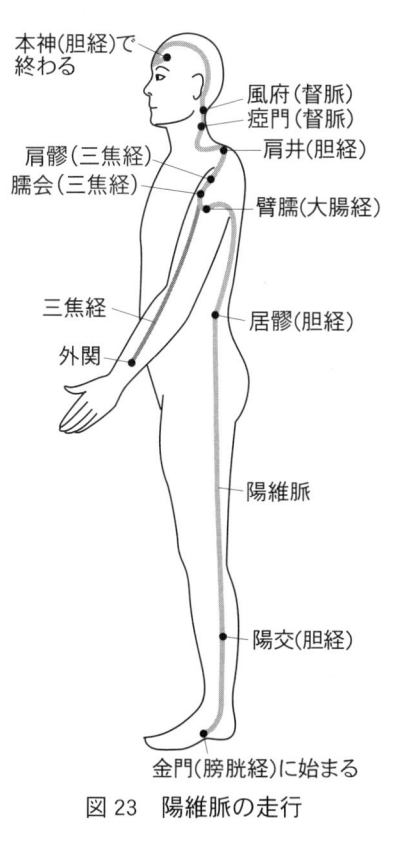

図23 陽維脈の走行

を主治穴とする陰維脈は,腎経・脾経・肝経・任脈・心包経と関係し,主に身体の内部に関連している。内関は手厥陰心包経の絡穴であるだけでなく,ここから手少陽三焦経と交会する。そのため,内関と外関の2穴で十二経脈の気血を調節し,経絡の疏通をよくし,止痛効果を発揮する。一般に気滞・瘀血が胸肋痛を起こしているときに効果がある。

(西田コメント)

筆者の経験では,打撲・肋間神経痛など,あらゆる胸肋痛はもちろん,背部痛(肩甲骨の内側)にも効果がある。胸肋痛には本方のみで十分速効がある。

	分布する範囲	交会している経脈
陽維脈	下肢の外側・肩・外側胸肋部・側頭部・側頸部	手足の太陽経と少陽経(膀胱経・胆経・小腸経・三焦経)・督脈
陰維脈	下肢の内側・腹部・前胸部・頸部	足の三陰経(脾経・腎経・肝経)・任脈

《2方》

【主治】脇肋痛
【取穴】陽陵泉(図H)
【位置】下肢外側で,腓骨小頭前下縁の陥凹しているところ。
【操作】2寸針で直刺する。ゆっくり挿入し得気を得てから,20分置針する。
【考察】陽陵泉は足少陽胆経の合穴である。合穴は主に逆気を排除し,熱を瀉し,滞りをめぐらし(瀉熱行滞),経気の流れをよくして痛みを止める働き(疏経止痛)がある。

(西田コメント)

本穴による治療は少陽胆経の走行上にある脇肋痛に適している。

《3方》

【主治】脇痛
【取穴】支溝（図E）
【位置】上腕の外側で，外関の真上1寸。
【操作】直刺で1.5〜2寸。5分おきに1回行針し，痛みが止まったら抜針する。一般に1〜2回ですぐに治る。
【考察】支溝は手少陽三焦経の経穴である。手少陽三焦経は足少陽胆経とは同名経でもあり関連性が深い。一方，脇痛は主に肝胆経と関係が深い。肝経は脇肋に分布し，また胆経は肝経と表裏関係にあり，その脈は脇側をめぐっている。
支溝は経気の流れをよくし（疏通経気），熱が経気の流れを塞ぐのを通利する効果がある。そのため肝胆の湿熱に対して，肝気鬱結している脇痛には著効がある。

《4方》西田追加方

【主治】胸肋痛
【取穴】相応する高さの夾脊穴（図24）
【位置】胸椎棘突起の下の両側0.5寸離れたところ。
【操作】痛みに相当する高さの夾脊穴を丹念に指圧し，圧痛硬結部位に取穴する。通常，患部側に圧痛硬結が著明になっている。1.3〜1.6寸針を用い，正中線より1.5cmほど離れたところにやや内側に向けて刺針する。特に胸椎に変形がある例に効果がある。
【考察】肋間神経は脊椎間から出ているので，夾脊穴は神経根ブロックをしていることになる。

《5方》西田追加方

【主治】肋間神経痛

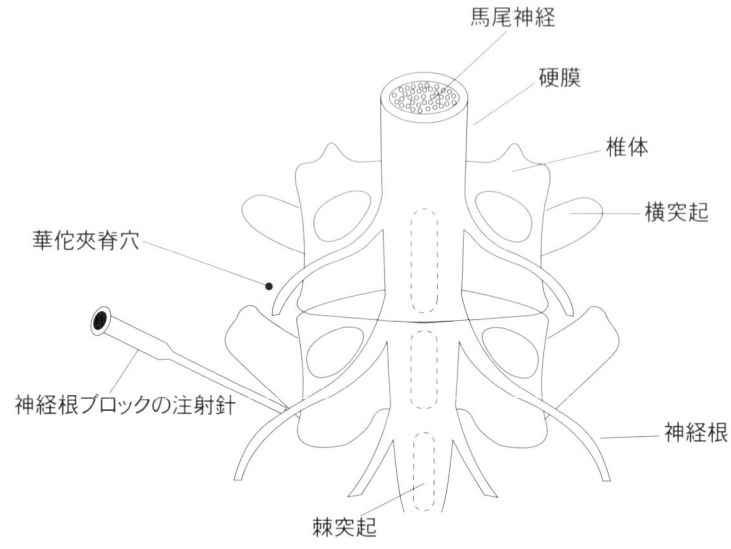

図 24　背部からみた椎体と神経根

【取穴】局所の阿是穴
【位置】できるだけ限局した疼痛部位を探す。
【操作】毫針を用い，肺を破らないように横刺する。もし限局した疼痛点があれば皮内針が有効であり，痛みもまったくなく，速効がある。皮内針は痛みを怖がる人や子供にも最適である。
【考察】『霊枢』経筋篇では「痛をもって輸となす」と説明している。痛みのある部位は，気血が不通になっているので，そこに刺針すると気血が通じ痛みは消失する。皮内針は刺激量としては微量であるが不思議によく効果がある。

12　腕神経叢症候群[※]

（西田コメント）

　腕神経叢（図22・95頁）は，脊髄神経から分枝して，頸椎から

第5～8頸神経，および第1胸神経から別れ出ている。この神経叢は前斜角筋と中斜角筋の間を通って，下外方に走り，鎖骨の下を通って腋窩に至り，上肢の各部分に分布している。上肢の神経はすべて腕神経叢から発している。腕神経叢は腋窩を通過した後，腋窩神経・正中神経・尺骨神経・橈骨神経などに分かれ，上肢の運動と知覚を支配している。腕神経叢が頸椎から出てくるとき，前斜角筋と中斜角筋の間を通って出てくる。この部位で何らかの原因で腕神経叢が圧迫されると，それより末梢の神経に支障を来すことになる。これがいわゆる腕神経叢症候群である。症状としては，肩関節・上肢・肘・手関節・指の走行上の痛み，痺れ感，運動障害などである。

《1方》西田追加方

【主治】腕神経叢症候群
【取穴】大杼（図C）
【位置】大杼は第1胸椎棘突起の両外側1.5寸ほどにあり，多くの場合，頸部の夾脊穴に圧痛硬結がある。その上にも圧痛硬結がある場合はそこに刺針する。
【操作】長針でないと効果がなく，寸6針を用い，刺入はやや内側に向ける。もし途中で骨に当たると，それは横突起に当たっているので，いったん針を引き，再び抵抗のないところに刺入する。頸部の夾脊穴は棘突起の外側で横突起と横突起の間にあるので，神経根ブロックをしていることになる（図24）。2～3本，硬結部に刺針する。刺入後捻針し，得気を得る。患部側に刺針する。もし患部が両側にあれば両側に刺針する。
【考察】治療の目的は腕神経叢を圧迫している原因を取り去ることである。現代医学では，このように刺針するという発想はない。刺針のコツは，適当な深さと横突起間に刺入することである。速効性があり，左右の握力が異なる場合でも治療直後に左右同じになったり，上肢

の痛みも軽減している。この方法は頸椎症にも応用できる。相応する夾脊穴に刺針することになる。

13 上腕痛

《1方》

- 【主治】上腕痛
- 【取穴】扶突（図A）
- 【位置】側頸部にあり，喉頭隆起と水平の高さで，外側に3寸開いたところ，胸鎖乳突筋の胸骨頭と鎖骨頭の間にある。
- 【操作】患者を横臥位にし，毫針を用い，針尖を頸椎に向けて直刺で0.5寸。電触感のような強い響きを手に感じたら抜針する。置針はしない。毎日1回。
- 【考察】扶突は手陽明大腸経の腧穴である。陽明経は多気多血の経脈であるので経絡の疏通をよくし，気血の流れをスムーズに調節する作用がある。それゆえ，大腸経に支障がある上腕痛に効果がある。

（西田コメント）
上腕に「ジャン」と響くとよく効く。上腕の痛みは軽減しているが，まだ運動痛を訴える阿是穴が残っている場合が多いので，後で阿是穴に刺針すると更に痛みは軽減する。

《2方》西田追加方

- 【主治】上腕痛・上腕挙上障害
- 【取穴】条口（図G）から承山（図H）に透針
- 【位置】条口は胃経の走行上で，足三里と解谿とのほぼ中間に位置する。承山は腓腹筋の内・外側筋腹の交叉部の下端にある。
- 【操作】3寸針を用い，条口から承山に透針する。得気を得て置針する。置

針中に患者に患部側の肩関節の運動をさせる。肩関節の回転運動や上腕の上下運動である。
【考察】条口は足陽明胃経に属する。承山は足太陽膀胱経に属する。肩関節には，主に手陽明大腸経・手太陰肺経・手少陽三焦経・手太陽小腸経がまとっている。胃経は同名経の大腸経に作用し，膀胱経は同名経の小腸経に作用する。また大腸経は肺経とは表裏関係である。膀胱経は大椎で少陽経と交わっている。それゆえ，足に刺針することにより肩関節の異常を治すことができる。これは上病下取法になる。

西田コメント

本方は運動痛によく効果がある。治療後，限局した部位に痛みがあれば，その阿是穴に直接刺針すると効果がある。

《3方》

【主治】上腕痛
【取穴】止痛穴（図F）
【位置】手背の第3・4中手骨の間で，後ろ側3分の1の陥凹したところ。
【操作】毫針を用い，直刺で0.5寸ほど。強刺激を施す。1～2分，提挿捻転して，針感を前上腕および手指に放散させる。10分置針。2日に1回治療する。
【考察】経験によって得られた経外奇穴である。止痛穴は手少陽三焦経の走行上に近いので三焦経に関係した上腕痛に効果があると思われる。

西田コメント

置針中に患部側の肩の運動をさせるとよく効く。

14　肘関節痛（上腕骨外踝炎・テニス肘）

《1方》

- 【主治】上腕骨上顆炎・テニス肘
- 【取穴】曲池から少海（図E）に透針する
- 【位置】曲池は肘横紋の橈骨側頭のやや外方。少海は肘を直角に曲げたときの，肘窩横紋の尺骨側端と上腕骨内側上顆との間の陥凹部。
- 【操作】肘を 90 度に曲げて取穴する。毫針を用い，曲池より進針し，真っ直ぐ少海に透針する。強刺激で，20 分置針する。毎日あるいは 2 日に 1 回治療する。
- 【考察】この治療法は近位取穴法である。「局所のツボはその付近の器官の疾患を治す」ことができる。

西田コメント

この取穴法は，肘を曲げて刺針することが大事である。肘内側にある血管や神経への損傷を避けるためである。速効がある。

《2方》西田追加方

- 【主治】肘関節痛
- 【取穴】肘痛 2 穴
- 【位置】次の 2 穴に刺針する。1 つは，①曲池と上腕骨外側上顆との間で，強く指圧すると圧痛があるところ。もう 1 つは，②上腕骨外側上顆と肘頭との間の陥凹部（肘兪・図 12・80 頁・経外奇穴）である。
- 【操作】寸 6 針を用い，①には直刺し得気を得て置針する。②には末梢に向けて横刺し得気を得て 20 分置針する。
- 【考察】肘関節の橈骨側（外側）の痛みに効果がある。

西田コメント

筆者が考案した刺針法であるが速効がある。この取穴は，筆者の

2 ◆外科および整形外科疾患

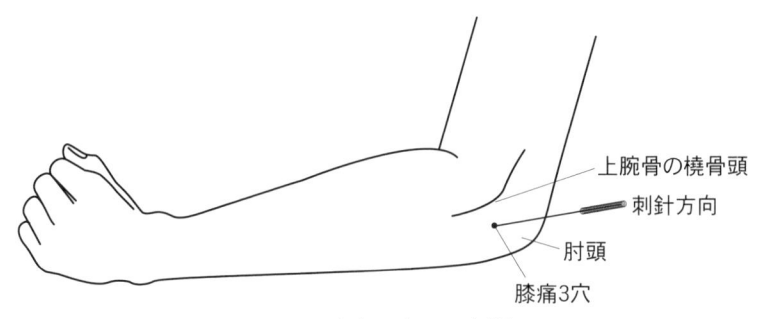

図25　膝痛3穴への刺針

ゴルフ肘の痛みのなかから考案した治療法である。なお混同しやすいが，膝痛3穴（図25）は，肘に刺針するが「膝関節痛」を取る刺針法である。

《3方》西田追加方

【主治】肘関節痛
【取穴】阿是穴
【位置】上腕骨外側上顆の飛び出たところ（斗肘）（図12・80頁）と，内側上顆の飛び出た骨の真上に痛みがあるときがある。また，それぞれの末梢側の筋肉に圧痛硬結が必ずある。
【操作】このときは骨の真上と，その下の経筋病巣に直接刺針する。なお火針するとより速効がある。
【考察】経筋療法である。「痛を以って輸と為す」の治療原則による。

《4方》西田追加方

【主治】肘関節痛
【取穴】阿是穴
【操作】まず痛みのある部位の2～3カ所に印をつける。その部位に火針をする。その後，肘関節を動かすと痛みは軽減しているが，まだ他の

部位に運動痛を感じるようであれば，その部位に更に火針すると痛みは大幅に軽減する。翌日まだ痛みがあれば同様に処置すると痛みは1〜2回で消失する。
【考察】火針は速効がある。火針後，身体全体の温かさを感じるが，これは陽気が動くからである。なお感染の予防のために当日は入浴は避ける。

（西田コメント）

筆者自身がゴルフ肘になり，肘関節痛（肘の橈骨側と尺骨側の両方の痛み）に悩んだとき，上記の方法で火針すると，2回で完治した。以後，頻回にゴルフのラウンドと練習に励んでいるが再発は起こらない。

《5方》西田追加方

【主治】上腕挙上時の肩関節痛
【取穴】夾脊穴（第5〜8頸椎と第1胸椎）
【位置】第5〜8頸椎と第1胸椎の棘突起の下から外側0.5寸の圧痛硬結部位。
【操作】患部側のこの部位に圧痛硬結があるので，按診して硬結部位を探す。その部位に寸6針を用いて，やや内側に刺針し得気を得て20分置針する。患部側に2〜3カ所刺針する。
【考察】ここは上腕に分布している腕神経叢（図22・95頁）が，前斜角筋と中斜角筋の間を通過している部位である。これら2つの筋肉に浮腫や瘀血など何らかの異常が生じたときに腕神経叢が圧迫されて末梢部に異常が生じる。この夾脊穴に刺針することによって異常が取り去られるので，上腕挙上時の肩関節痛は解消される。

（西田コメント）

本法は，上腕挙上障害のみならず，各種の肩関節疾患・肘関節痛・前腕痛など，広範囲に効果がある。頸椎や胸椎から出た腕神経叢は肩や腕全体に分布しているため，その根元にある夾脊穴に刺針するとすべて治すことができる。

15 腱鞘炎・弾発指

《1方》

- 【主治】弾発指
- 【取穴】腱鞘の硬結部
- 【操作】掌部にある腱鞘の硬結部を探す。まず患部の硬結を揉んで，消毒した後，細い三稜針を用い，垂直にすばやく刺入する。刺針は硬結に達する程度に行う。このとき，患者に十分に指の屈伸運動をさせて，術者は針尖を刺入した硬結部位から腱筋の走行方向の上下にこする。このとき，腱鞘を切開する「カチッ」と音がすると，途端に患部側の指の屈伸運動時の感覚はよくなっている。
- 【考察】腱鞘の障害になっている硬結を切断するため，弾発指は改善される。

《2方》西田追加方[56]

- 【主治】弾発指
- 【取穴】患部側の霊台から膈兪（図C）を結ぶ三角形の頂点辺りの硬結部
- 【操作】霊台は第6胸椎棘突起の下にある。膈兪は第7胸椎棘突起の両側1.5寸にある。ここに多壮する。
- 【考察】取穴部位は膈兪の近くにある。膈兪は八会穴の1つ，血会である。和血・理血の作用があり，血液やその流れに関する働きが強い。全身の血流障害があるとき，この付近に異常が現れるので，ここに施灸すると効果がある。

16 手背部腫痛

《1方》

- 【主治】手背の発赤腫脹と痛み
- 【取穴】八邪穴（図26）
- 【位置】手の5指の縫合間、左右合わせて8穴ある。
- 【操作】手を軽く握り、毫針を用いて、掌側骨間に向けて斜刺で0.3～0.5寸。瀉法で20分置針する。その間、2～3回提挿捻転する。毎日あるいは2日に1回治療する。
- 【考察】経外奇穴である。八邪穴は手全体の気血のめぐりをよくし、その他に手指の痺れ感・痛みにも効果がある。

西田コメント

手法は点刺して出血させてもよい。

《2方》

- 【主治】手背の発赤腫脹と痛み
- 【取穴】外労宮（図F）
- 【位置】手背の第3中手骨尺骨側にあり、腕背横紋中点と第3中手骨小頭をつなぐ線の中点の陥凹部。
- 【操作】毫針を用い、直刺で0.5寸。提挿して針感が強まるのを待って20分置針。毎日あるいは2日に1回治療する。
- 【考察】経外奇穴である。

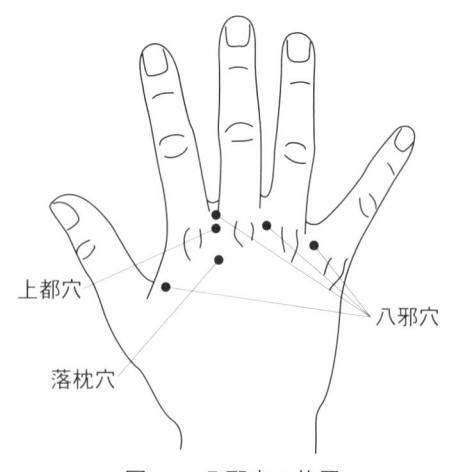

図26 八邪穴の位置

> 西田コメント
>
> 経脈としては三焦経の循行上にあり，上焦・中焦・下焦の気血をめぐらせることにより，結果的には手の異常にも効果があると思われる。当然，近位効果も期待できる。

17 手指痙攣

《1方》

【主治】手指痙攣
【取穴】中泉（経外奇穴・図E）
【位置】腕背側の陽池と陽谿との中間の陥中部。
【操作】毫針を用い，直刺で0.3寸。
【考察】中泉は経外奇穴である。その作用機序は，1つは経験による取穴であり，もう1つは局所の近位取穴である。近位穴は局所の病気を治すことができる。

> 西田コメント
>
> 陽池（三焦経）は手根背側の横紋中で指伸筋腱の尺骨側の陥凹中にある。陽谿（大腸経）は舟状骨と橈骨の間で，短拇指伸筋腱と長拇指伸筋腱の間にある。

《2方》

【主治】十指の痙攣
【取穴】支正（図27）
【位置】陽谷と小海（小腸経）との線上で，陽谷から上5寸のところ。尺骨の外側。
【操作】毫針を用い，直刺で0.5〜0.8寸。平補平瀉法で，20分置針。毎日1回刺針する。

【考察】支正は手太陽小腸経の絡穴である。小腸経は支正から絡脈の分枝が出て心経に連絡しているので，精神的興奮も安定させる働きがある。

《3方》

【主治】五指拘攣
【取穴】五虎穴（図28）
【位置】手背で，第2・4中手骨頭の先端。手を握って取穴する。左右合わせて4穴。
【操作】毫針を用い，直刺で0.1～0.2寸。20分置針，毎日1回刺針する。
【考察】経外奇穴である。奇穴は専属の病気を治す傾向がある。また近位穴はその近くの病気を治療するので，手指の拘縮にも効果がある。

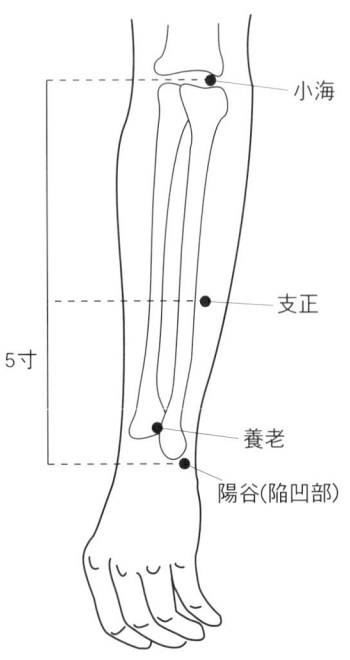

図27 支正の位置

18 腰筋労損※

西田コメント

腰筋労損は腰背部の筋肉，主に胸腰筋膜・脊柱直立筋（図17〈84頁〉・29）の疲労によるものである。症状としては腰部の重だるさ，鈍痛がある。過労による場合が多い。

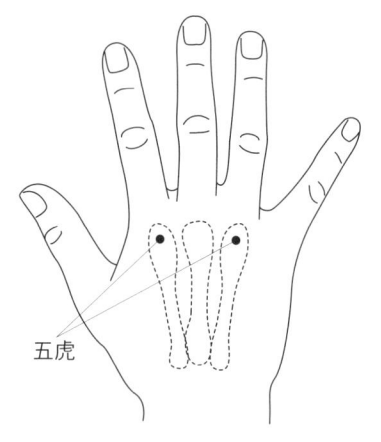

図28 五虎穴の位置

2◆外科および整形外科疾患

《1方》西田追加方

【主治】腰筋労損

【取穴】痞根（経外奇穴・図C）

【位置】第1・2腰椎棘突起の両側3.5寸で，指圧するとひときわ圧痛硬結が強いところ（痞塊圧痛点），「痞の塊」がある。ここに取穴する。

【操作】伏臥位で痞根穴に取穴し，長針（2寸）の毫針で，脊柱に向けて45度ほどの角度で深く刺入する。得気を得た後，捻針すると腰部，さらに下方の大腿，膝に響きを得る。その上に灸頭針を施行して痞根周辺が発赤すると，温通することにより痞塊が溶けるのでよい効果が得られる。刺針だけの場合は20～30分置針する。

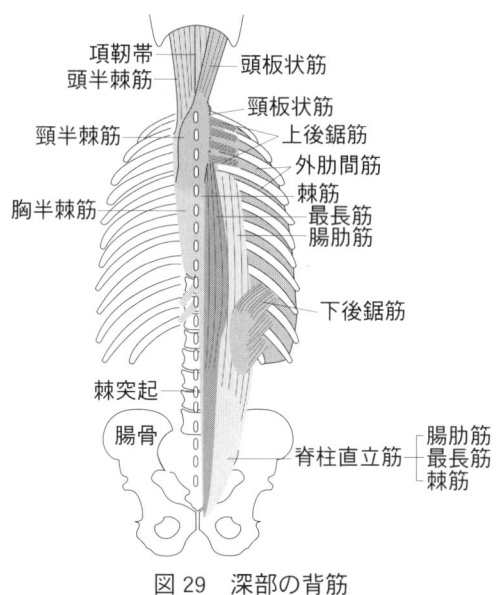

【考察】本穴は，痞根周辺の機能が阻閉したために起こった不快感や脹満感（この状態を中医学では「痞」という）を主治する。

図29 深部の背筋

西田コメント

痞には「胸・腹にかたまりのようなものがつかえる，つまる」の意味がある。この痞の根本的な根元になっているところであるので，この穴名がある。

本穴は古来より頻用されてきたようで，臨床的には応用範囲は広く，内臓の異常にも，また膀胱経の傍らにあるために近位効果として腰背痛にも効果がある。

痞根穴は専ら，痞塊を治す。したがって本穴の主な効果は，気をめぐらせることによって痞を消失させる（行気消痞）。痞を治すこ

とによって胃部の脹満や不快感，痞塊がなかなか治らない者を治すことができる。現代医学でいう，肝炎・胃炎・腎下垂などの疾患で，このような症状があるときにも用いられる。

《2方》西田追加方

【主治】腰筋労損
【取穴】腎兪（図C）
【位置】両側の第2腰椎の棘突起の下で，督脈の命門の両側1.5寸。
【操作】皮内針，または刺針する。毫針を用いる場合は直刺で1～1.5寸。皮内針は1週間ほど埋針してもよい。
【考察】腎兪は足太陽膀胱経の腧穴である。その走行上には五臓六腑の兪穴があり，ほかの十二経脈に比べて膀胱経は臓腑と密接に関連している。腎は先天の本であり，精気を蓄え生殖・発育の働きもあるので，腎兪は強壮の経穴でもある。
腰筋労損は疲労により腰部筋肉が受傷し，あるいは風寒湿の邪を感受したため，経絡は阻滞し，気血の運行障害に陥り，また慢性疾患のために精血がなくなるために生じる。腎兪を刺激することによって，補腎・益精・腰背の強壮を強め，また腰部の気血の疏通をよくするので，「通ずればすなわち痛まず」になり，腰背部の痛みや鈍痛も止めることができる。

《3方》西田追加方

【主治】腰筋労損
【取穴】阿是穴
【位置】多くの場合，患者は腰背部の筋肉上に阿是穴を指摘する。阿是穴は夾脊穴や膀胱経上にあることが多い。
【操作】腰背部の経筋病巣（圧痛硬結）に直刺，または皮内針する。
【考察】『霊枢』経筋篇では，「痛をもって輸となす」と指示している。疼痛や

苦痛を感じる部位に異常（気血の阻滞）があるので，この部位に刺針すると閉塞が解消され気血のめぐりがよくなり，苦痛は消失する。

《4方》西田追加方

【主治】腰筋労損
【取穴】腰宜（経外奇穴・図C）
【位置】第4・5腰椎突起の間と同じ高さで，両側の4横指のところに取穴する。足太陽膀胱経の第2行循行上で，大腸兪の外側1.5寸である。ここは腰痛の患者自身が阿是穴としてよく指摘する部位でもある。
【操作】45度内方に斜刺で1.6〜2寸。針の響きは，局所はもちろん下方の仙骨部に放散する。
【考察】本法の効果は，腰部の神経痛や重だるい感じ，脊柱筋群の痛みを治す。

《5方》西田追加方

【主治】腰筋労損
【取穴】大腸兪（図C）
【位置】第4腰椎棘突起下の両側1.5寸。本穴の下に，胸腰筋膜・脊柱直立筋（図17〈84頁〉・29）がある。深層には仙骨神経叢がある。
【操作】直刺で1.5寸。捻針すると仙骨や肛門，ときに下肢に響きを生じる。
【考察】大腸兪は膀胱経の腧穴であるので，一針で頸部・背部・腰部全体の筋肉の異常を治すことができる。また病んでいる筋肉に直接刺針することになり，経筋療法でもある。

《6方》西田追加方

【主治】腰筋労損
【取穴】天柱（膀胱経）

【位置】後頸部の瘂門の両側1〜1.5寸の陥凹したところ。
【操作】直刺で0.5寸，捻針して得気を得て置針する。
【考察】脊柱直立筋（図29）は膀胱経上にあるので，本穴は太陽経の経気を疏通し，腰筋の疲れを治療する。腰筋労損は腰部にだけ限局して起こることは少なく，頸背部から腰部にかけて重だるい（酸痛）感じが起こることも多いので，天柱を用いると高い効果が得られる。

19 腰臀部の疾患※

> 西田コメント

腰臀部の疾患には，腰痛・ぎっくり腰・仙骨部痛・股関節症・変形性腰痛症が含まれる。

腰痛は，急性腰椎捻挫（ぎっくり腰）・変形性腰痛症・腰筋労損（腰部の筋肉の疲れ）などさまざまな原因で起こる。障害された経脈別に大別すると，督脈・膀胱経・胆経・帯脈などに障害を受ける場合が多い。どの経脈に異常があるかは，患者が痛みや異常を訴える部位がどの経脈上にあるかで判断すればよい。

治療に際しては，障害される経脈によって治療法が異なる（表参照）。次表の「腰部の疼痛部位による経脈別の治療法」によれば，病名にこだわらず，また新旧を問わずあらゆる腰痛に適応できる。また腰痛に対して広範囲に効果のある治療法もある。

各経脈の治療法を列挙し，それぞれの治療法について具体的に説明する。なお，器質的病変のあるものや，陳旧性の疾患には効果は少ないが一時的に痛みは軽減する。しかし再発しやすい傾向がある。

腰部の疼痛部位による経脈別の治療法

腰痛の障害経脈	治療穴
①督脈	①後谿と人中 ②夾脊穴 ③陰谷 ④督脈上の阿是穴
②膀胱経	①環跳 ②委中 ③秩辺 ④大腸兪と腎兪 ⑤腰宜
③胆経	①環跳 ②外関と足臨泣（奇経療法） ③陽陵泉
④帯脈	①外関と足臨泣（奇経療法） ②帯脈穴
⑤仙骨部の腰痛	①後谿と人中に置針して腰部の運動をする ②二腰穴
⑥変形性腰椎症	①大腸兪と腰宜 ②腰２夾脊 ③相当する高さの夾脊穴
⑦大腿骨頭変形症・骨頭の壊死（腰腹腿三連症候群）	①居髎とその周辺の圧痛硬結部位
⑧広範囲の腰痛に効果のある治療法（オールマイティー療法）	①腰痛点 ②捻挫穴 ③内合陽

①督脈に異常がある場合

《1方》西田追加方

【主治】腰痛（背部正中線上の痛み）
【取穴】後谿（図F）と人中（図A）
【位置】後谿は拳を握り第5中手骨頭の後方尺骨側で表裏の肌目のところ。人中は上唇の上，人中溝の正中線で，これを3等分した上3分の1のところ。
【操作】毫針を用い，両側の後谿に，掌心に向けて直刺し得気を得て置針する。人中は上に向けて斜刺で0.3〜0.5寸。ともに20分置針し，その間，患者に腰部の運動をさせる。
【考察】後谿は奇経・督脈の主治穴である。人中は督脈の腧穴である。以上の3穴に置針し，その間，腰部の運動をさせると病所の気血のめぐりがよくなるので，督脈の腰痛には速効がある。

《2方》西田追加方

【主治】腰痛（督脈上）
【取穴】第2腰椎夾脊穴
【位置】伏臥位で，第2腰椎の棘突起の両側1.5cmに取穴する。
【操作】3寸の毫針を用い，1寸捻転刺入し，更に押し手の指で徐々に2.5寸刺入し，再び捻転して針感を得た後，捻転して抜針する。響きは下方の腰部や仙骨部に放散する。1日に1回。
【考察】本方は膀胱経の腰痛にも，督脈の腰痛にも効果がある。また腰椎変形症による腰痛にも，障害された部位の夾脊穴に同様な手技で応用するとよい。

《3方》西田追加方

【主治】腰痛（督脈上）
【取穴】陰谷（図G）
【位置】膝窩横紋の内側で，半膜様筋腱と半腱様筋膜との間。
【操作】伏臥位で，膝関節を90度に曲げて，直刺で1寸。局部や膝窩全体に響きがあればよい。
【考察】陰谷は腎経の合穴である。本穴には，益腎培元・理気止痛の作用がある。また足少陰経筋（図20・90頁）は，脊椎を挟んで腰部から後頭部まで走行しているので，督脈・夾脊穴・膀胱経を含めて影響している。

《4方》西田追加方

【主治】腰痛（督脈上）
【取穴】督脈上の阿是穴
【位置】患者の指摘する阿是穴や，指圧して最も敏感な，あるいは痛みを指摘する部位。
【操作】毫針を用い，直刺し得気を得て20分置針する。
【考察】督脈上の障害されている部位に刺針するので，速効がある。

②膀胱経に異常がある場合

《1方》西田追加方

【主治】腰痛・坐骨神経痛
【取穴】環跳（図C）
【位置】大腿骨大転子と仙骨管裂孔（腰兪）を結ぶ線上で，外側より3分の1の部位。
【操作】体位は伏臥位，または側臥位をとらせて取穴する。3寸針を用いて

直刺し，下肢に響きを感じるように捻転提挿を加える。下肢（膝やときに足の指）に響きを感じたら 10 〜 15 分置針する。
- 【考察】環跳は膀胱経と胆経の交会穴である。そのため，膀胱経の腰痛にも，胆経の腰痛にも効果がある。本穴の下には梨状筋があり，その下を坐骨神経が走行しているので，坐骨神経痛にも著効がある。

《2方》西田追加方

- 【主治】腰痛
- 【取穴】秩辺（図C）
- 【位置】仙骨管裂孔（腰兪）の両側3寸。大臀筋があり，その下に梨状筋があり，その下を坐骨神経が走行している。
- 【操作】3寸針で直刺する。下肢に響きが得られれば，20分置針する。
- 【考察】本穴は膀胱経の腧穴であるので膀胱経の腰痛に効果がある。

《3方》西田追加方

- 【主治】腰痛・ぎっくり腰
- 【取穴】委中（図H）
- 【位置】膝窩の中央で，大腿二頭筋腱と半膜様筋腱の間。
- 【操作】体位は仰臥位で，患部側の下肢をあげて膝関節を90度に曲げる。寸6針で直刺し，局所または下方に針感が走るように捻転提挿する。瀉法を用い下方に響きがあればただちに抜針する。
- 【考察】委中は膀胱経の合穴なので，経脈の走行上の異常を治すことができる。非常に速効性があり，これ一針でほぼ完治することがある。まだ阿是穴が残っているときは，そこに一針，得気を得てすぐ抜針する。

西田コメント

委中への刺針は「仰臥位」で刺針すれば下方に響き効果があるが「伏臥位」で刺針すると効果はない。刺針するときの体位が大事である。

《4方》

- 【主治】腰痛
- 【取穴】大腸兪または腰宜（図C）
- 【位置】大腸兪は第4腰椎の棘突起の下の両側1.5寸。腰宜は第4腰椎棘突起の下から左右両側4横指離れたところ。患者が圧痛を指摘するほうに取穴すればよい。
- 【操作】大腸兪は直刺し，捻針すると下方に，ときに足趾にまで放散する。腰宜はやや内方に60度の角度に斜刺すると仙骨部に放散する響きが得られる。20分置針する。
- 【考察】ともに膀胱経の腧穴である。膀胱経としての作用もあるが，第4腰椎と第5腰椎，仙骨との接合部は，最も体重負荷のかかりやすい部位なので近位効果もある。

《5方》

- 【主治】腰痛・腰筋労損
- 【取穴】腎兪（図C）
- 【位置】第2腰椎棘突起の下，両側1.5寸。
- 【操作】やや内側に斜刺すると下方に響きが得られる。20分置針する。
- 【考察】本穴には，益腎気と利腰脊の作用がある。腰痛は腎虚によって起こりやすいので腰痛を治すことができる。

③胆経に異常がある場合

《1方》西田追加方

- 【主治】腰痛
- 【取穴】環跳（図C）
- 【位置】膀胱経の治療で説明したので参照されたい。

【操作】手技も同じである。環跳は膀胱経と胆経の交会穴であるので，どちらの腰痛にも効果がある。

《2方》西田追加方

【主治】腰痛（外側より）
【取穴】外関（図E）と足臨泣（図H）
【位置】外関は手根背側の横紋の上2寸，尺骨と橈骨の間。足臨泣は第4・5中足骨の接合部の前方の陥凹部。小指伸筋の外側にあたる。
【操作】それぞれの腧穴に直刺し，外関には0.5～1寸，足臨泣には0.3～0.5寸刺入し，得気を得て20分置針する。その間，5分おきに軽く捻針してやる。
【考察】外関は奇経陽維脈の主治穴であり，足臨泣は奇経帯脈の主治穴である。奇経療法では両者はペアでよく用いられる。

◖西田コメント◗

胆経と帯脈に異常がある腰痛によく効果がある。

《3方》西田追加方

【主治】腰痛
【取穴】陽陵泉（図H）
【位置】下肢の外側，腓骨頭の下方の陥凹部。
【操作】毫針を用い，直刺で1～1.5寸。捻針し得気を得て，20分置針し，5分おきに捻針する。その間，腰部をできる範囲で動かすように指示する。
【考察】陽陵泉は胆経の合穴であり，八会穴の1つで筋会でもある。経脈はその走行上の異常を改善するので胆経の障害された腰痛に効果がある。

④帯脈に異常がある場合

> **西田コメント**
> 奇経である帯脈に異常がある腰痛患者は，側腹部を触ると帯脈穴辺りに縦に長い筋肉の硬結が必ず触れる。帯脈穴の下には内・外腹斜筋と腹横筋があるので，これらの筋肉が硬結して経筋病巣を形成している。この所見があれば下記の治療法が必ず効果がある。

《1方》西田追加方

【主治】腰痛
【取穴】両側の外関（図E）と足臨泣（図H）
【位置と操作】前述の「胆経の腰痛・第2方」で述べた。
【考察】奇経療法では両者はペアでよく用いられる。外関は奇経陽維脈の主治穴であり，足臨泣は奇経帯脈の主治穴である。

> **西田コメント**
> 非常に効果がある。同時に後述する帯脈穴にも置針すると更に効果がある。

《2方》西田追加方

【主治】腰痛
【取穴】帯脈穴（図30）
【位置】側腹部で臍と同じ高さ，章門の直下である。
【操作】直刺で1〜1.5寸，得気を得て，15〜20分置針する。
【考察】帯脈穴は足少陽胆経と奇経帯脈との交会穴である。十二経脈はすべて縦に走行しており，ほかの奇経も縦に走

図30 奇経帯脈の流注

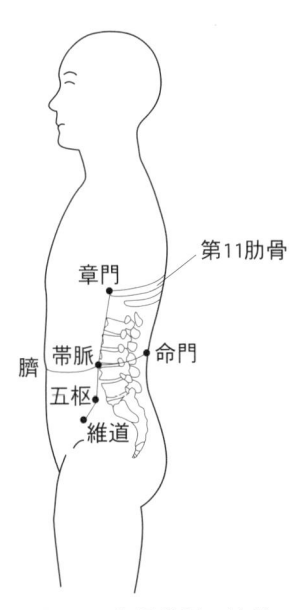

行している。しかし帯脈穴だけは腹部で，これらの経脈を束ねている。帯脈穴に刺針すると，帯脈穴の異常によってほかの経脈を縛り拘束している状態から解き放つ作用があると考えられる。

 西田コメント

奇経帯脈の異常には，上記の両側の外関と足臨泣と帯脈穴を同時に刺針するとより効果がある。

⑤仙骨部の腰痛

 西田コメント

仙骨部に漠然とした痛み，重圧感を感じる場合。

《1方》西田追加方

【主治】仙骨部の痛み
【取穴】後谿（図F）と人中（図A）
【位置】後谿は拳を握り，第5中手骨頭の後方尺骨側で表裏の肌目のところ。
　　　　人中は鼻の下，人中溝の正中線で，これを3等分した，上3分の1のところ。
【操作】両側の後谿と人中に置針して腰部を左右に動かして運動をさせる。
【考察】腰痛の部位としては督脈にあるので，督脈に対する治療を行う。後谿は督脈の主治穴である。督脈上の腧穴である人中に刺針し，腰部を運動させることによって患部の気血のめぐりをよくし，痛みを取り去る。

《2方》西田追加方

【主治】仙骨部の痛み
【取穴】二陽穴（図C）
【位置】腰部で，第4腰椎棘突起の下の両側で外側に0.7寸のところ。大腸

兪のやや内側になる。
- 【操作】直刺し，捻針して局部と下方（ときに足まで）に針感を放散させると効果がある。
- 【考察】二陽は経外奇穴で，大腸兪の高さの夾脊穴に刺針していることになる。部位としては督脈の腰陽関と大腸兪の中間になる。そのために坐骨神経痛に効果があるのはもちろん，痔にも効果がある。

⑥変形性腰椎症

《1方》西田追加方

- 【主治】腰痛（腰椎変形症による）
- 【取穴】大腸兪または腰宜（図C）
- 【位置】大腸兪は第4腰椎棘突起下の両側1.5寸。腰宜は第4腰椎棘突起の下から左右両側4横指離れたところ。
- 【操作】大腸兪は直刺する。腰宜はやや内方に60度の角度に斜刺すると仙骨部に放散する響きが得られる。20分置針する。
- 【考察】ともに膀胱経の腧穴である。膀胱経としての作用もあるが，第4腰椎と第5腰椎，仙骨との接合部は，最も体重負荷のかかりやすい部位なので近位効果もある。

《2方》西田追加方

- 【主治】腰痛（腰椎変形症による）
- 【取穴】腰2夾脊
- 【位置】伏臥位で，第2腰椎の棘突起の両側1.5cmに取穴する。
- 【操作】3寸の毫針を用い，1寸捻転刺入し，更に押し手の指で徐々に2.5寸刺入し，再び捻転して針感を得た後，捻転して抜針する。響きは下方の腰部や仙骨部に放散する。1日に1回。
- 【考察】本方は膀胱経の腰痛でも，督脈の腰痛でも効果がある。また腰椎変

形症による腰痛にも，障害された部位の夾脊穴に同様な手技で応用するとよい。

《3方》西田追加方

【主治】腰痛（腰椎変形症による）
【取穴】相当する高さの夾脊穴
【位置】脊椎の変形は，腰椎のみならず胸椎に及ぶことがある。患者が指摘する阿是穴，また脊椎の変形のある部位に相当する夾脊穴に刺針する。

⑦変形性股関節症・大腿骨頭壊死（腰腹腿三連症候群）

《1方》西田追加方

【主治】変形性股関節症（腰部痛・股関節周辺の痛み）
【取穴】居髎（図31）とその周辺の圧痛硬結部位
【位置】側臥位で取穴する。前腸骨棘と大転子を結ぶ線上の中央。居髎の部位は解剖学的には大腿部骨頭の3～4cm上にある。ここには，中臀筋・小臀筋が付着しており，圧痛硬結（経筋病巣）として触れることが多い。ここも治療部位である。
【操作】2寸の毫針を用い，直刺し，骨に当たるまで深く

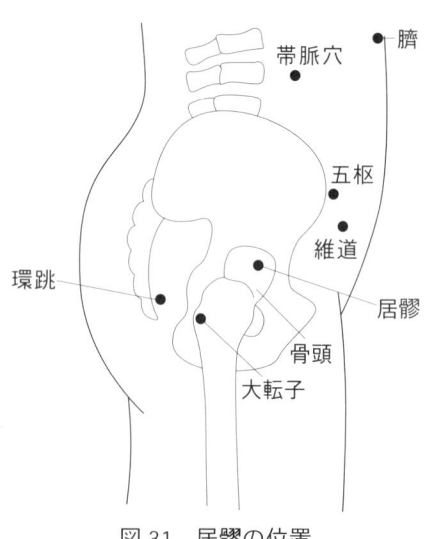

図31　居髎の位置

刺入し，周囲に放散する針感を得れば効果がある。本穴の周囲の圧痛硬結を探し刺針する。

【考察】大腿骨頭変形症や大腿部骨頭の壊死による痛みは，①背部の腰痛，②外側の腰痛，③大腿部前方の痛みが混在し，立体的に腰部に疼痛を訴える。このような病態を黄敬偉氏[22]は「腰腹腿三連症候群」と呼んでいる。軽症の場合は，居髎とその周辺の経筋病巣に刺針することで十分対応できる。

一方，大腿部骨頭の壊死の疼痛の治療手段は，現代医学では内服薬や局所注射などで対応しているが，あまり効果は得られない。軽症の場合は刺針療法で速効がある。しかし壊死が進行した例は人工骨頭の手術が必要になる。

《2方》西田追加方

【主治】腰部痛・股関節周辺の痛み
【取穴】環跳（117頁の「膀胱経に異常がある場合」で述べたので，参照されたい）

⑧腰痛に，広範囲に効果のある治療法（オールマイティー療法）

《1方》西田追加方

【主治】ぎっくり腰・腰痛
【取穴】腰痛点（図F）
【位置】手背にあり，第2・3掌骨および第4・5掌骨の間にある。腕横紋と掌指関節の中点に当たるところで，片方に2穴ある。患部側あるいは双方の腰痛点に取穴する。
【操作】針尖は掌心に向けて斜刺で0.5〜1.5寸。捻転提挿して強刺激。5分おきに1回行針して10〜20分置針する。置針中，患者に腰部の運動をさせる。

【考察】経外奇穴である。

《2方》西田追加方

【主治】 ぎっくり腰・腰痛
【取穴】 捻挫穴（図E）
【位置】 体位は肘を90度に曲げて、手を腹の上を置く。掌を軽く握り掌を下に向ける。陽池と曲池を結ぶ線上で、上4分の1のところに取穴する。拇指で捻挫穴を圧迫すると圧痛がある。
【操作】 捻挫穴を指圧しながら腰部の運動をさせる。
【考察】 経験穴である。

西田コメント

刺針してもよい。

《3方》西田追加方

【主治】 腰痛
【取穴】 内合陽（図H）
【位置】 膝窩で、膀胱経の合陽の2cmほど下内方の斜めに走る圧痛硬結部。指圧すると強い圧痛がある。
【操作】 必ず圧痛硬結があるので、毫針を用い、直刺し得気を得て20分置針する。また指圧してもよい。当初は強い圧痛があるので、弱く揉んでいると次第に圧痛はなくなり同時に腰痛も軽減する。
【考察】 内合陽は十二経筋のうち足太陽経筋の走行上にある。経筋は機能的にはつながりをもっているので内合陽の異常を治すと腰痛も治癒する。

2 ◆ 外科および整形外科疾患

20 ぎっくり腰（急性腰椎捻挫）

《1方》

【主治】急性腰椎捻挫
【取穴】捻挫穴（図E）
【位置】曲池と陽池を結ぶ線上で，上4分の1の交点。手陽明大腸経の上廉にほぼ相当する。
【操作】直刺で，強刺激。捻転しながら患者を立たせて腰部の運動をさせる。左側が痛む場合は右に取穴する。右側が痛む場合はその逆に刺針する。これは巨刺の法である。30分置針する。
【考察】本穴は手陽明大腸経の循行上にあり，経験穴である。陽明経は多気多血であるので，本穴に刺針すると気血を調節し，経気を疏通できるため，腰部捻挫にも効果がある。

《2方》

【主治】ぎっくり腰・腰の屈伸不能
【取穴】養老（図E・27〈110頁〉）
【位置】尺骨頭の上方にある。
【操作】毫針を用い，内関の方向に斜刺で1～1.5寸。多くは瀉法を用いる。得気を得て20分置針する。その間2～3回行針する。一般に1回で治癒する。発病してから長期間経っている者には数回の治療が必要である。
【考察】養老は手太陽小腸経の郄穴である。郄穴は急病を治療する。本穴は，足太陽膀胱経と同名の太陽経であるので，同名経取穴法になる。同気が相求め上下の気は1つになる。それゆえ経脈の気を疏通し（疏通経気），「通ずればすなわち痛まず」の効果を得ることができる。

> **西田コメント**
> 取穴するときは，手掌を胸に向けて尺骨頭の橈骨側縁の陥凹中に取る。

《3方》西田追加方

- 【主治】督脈の腰痛
- 【取穴】人中（図A）と両側後谿（図F）
- 【位置】人中は人中溝の正中線で，上3分の1のところ。後谿は軽く拳を握り，第5中手骨の小頭後方にできる横紋の尖端。
- 【操作】毫針を用い，人中と後谿に20分置針する。置針中，腰部の運動をさせる。人中は上向きに斜刺し軽く捻針する。後谿は得気を得たら置針する。本法での治療後まだ痛みを訴えているときには，阿是穴に刺針する。
- 【考察】後谿は奇経八脈の督脈の主治穴である。人中は督脈上の腧穴であるので，督脈の異常を治すことができる。後谿と人中を同時に刺針することによってその作用が増強される。置針中に被患部を運動させることにより気血のめぐりをよくし，より効果を高めることができる。

《4方》

- 【主治】ぎっくり腰
- 【取穴】委中（図H）
- 【位置】膝窩の横紋の中央。
- 【操作】毫針を用い，患部側の委中に直刺で2寸。提挿捻転し，針を強く引き出しゆっくり刺入する瀉法（緊提慢按）を3往復繰り返す。30分置針する。また三稜針を用いて点刺して出血させてもよい。刺絡後自然に出血させ，止まるまで待つ。
- 【考察】委中は血分の熱を冷まし（清血分熱），膀胱経の経気を通じさせることができるので，外感実証の腰痛には最も効果がある。委中は膀

胱経の合穴で腰背部は足太陽膀胱経の循行する部位である。「経脈の通過するところは，主治の及ぶところ」であるという原則により，腰痛や背部痛の異常には委中を求める。

[西田コメント]

筆者は，ぎっくり腰の患者に刺針するとき，体位は仰臥位で患部側の膝関節を90度に曲げさせ膝窩の委中に直刺する。提挿捻転し局部に得気を得させるか，下方の足関節あるいは足指に響きが得られると速効がある。

《5方》

【主治】腰痛
【取穴】腰眼穴（経外奇穴・図C）
【位置】第4腰椎棘突起の下，両側に3.8寸離れたところ。
【操作】毫針を用い，直刺で1.5寸ほど。大概の場合，下方に響きがある。瀉法を用い，10分置針し，1～2回行針する。一般に刺針するとすぐに効果がある。
【考察】腰痛で脊椎の外側に重圧感があり，臀部や大腿部に及ぶ者は，病巣が足太陽膀胱経と足少陽胆経にある。腰眼に取穴するとこれらの経脈の経気を疏通し，治療効果がある。

《6方》

【主治】ぎっくり腰（急性腰椎捻挫）
【取穴】上都穴（図26・108頁）
【位置】手の第2・3中手骨頭高点の間
【操作】毫針を用い，斜刺で1寸ほど。小刻みに捻転し，得気を得た後，20分置針する。毎日1～2回。
【考察】本穴は八邪穴のなかの「二邪」であり，経外奇穴に属する。臨床実践によって急性腰椎捻挫には特殊な効果があることが証明されている。

《7方》

【主治】急性腰椎捻挫（腰部正中の腰痛）
【取穴】人中から迎香（図A）に透針する
【位置】人中は人中溝の正中線で，上3分の1のところ。
【操作】毫針を用いて斜刺する。左腰痛には人中から右迎香に透針する。右腰痛には，人中から左迎香に透針する。
【考察】腰の正中線上が痛む者は督脈が痛んでいる。人中は督脈の腧穴である。本穴は督脈の経気を疏通するので，人中に取穴すると著しい効果がある。

《8方》

【主治】腰痛
【取穴】腹部（腰部圧痛点と，腹部で相対する部位）
【操作】まず腰部の圧痛点を探す。それから腰部圧痛点に相応する腹部の部位を探し出す。すなわち相対する腹部の部位に毫針を用いて刺針する。「虚すればすなわち之を補い，実すればすなわち之を瀉す」手法で治療する。
【考察】この種の取穴法は，巨刺の法や繆刺法の一種である。この治療理論は，「一側から来た感覚信号は，中間神経細胞の伝達を可能にし，反対側の感覚と運動細胞の機能に影響及ぼす」という理論である。それゆえ患部側に治療効果がある。

21 　坐骨神経痛（梨状筋症候群）

《1方》西田追加方

【主治】坐骨神経痛

【取穴】環跳（図C）
【位置】大腿骨大転子と仙骨管裂孔（腰兪）を結ぶ線上で，外側より3分の1の部位。
【操作】体位は伏臥位でも側臥位でもよい。2～3寸の長い毫針を用い，やや内方に直刺する。2寸ほど進針すると局所はもちろん下肢に響きを感じる。大腿後部や膝・足趾などに放散し，そのときに刺針方向によって異なるが，響きを感じるほど効果がある。下方に響きが得られるように針の方向を変えてやるとよい。20分置針，2日に1回治療する。
【考察】坐骨神経痛は梨状筋（図32）の異常によって起こるので，経筋学では「梨状筋症候群」と呼んでいる。坐骨神経痛は梨状筋の浮腫や瘀血など何らかの異常によって坐骨神経（図32）を圧迫するために起こる。解剖的には，本穴は大臀筋と梨状筋の下縁にあり，その下を坐骨神経が走行しているので，刺針することによって坐骨神経を刺激していることになる。環跳は胆経の腧穴であるが，膀胱経の交会穴でもある。膀胱経の下肢での走行は坐骨神経の走行とほぼ一致している。これらの理由により，経脈上でも，また解剖学的にも本穴は坐骨神経痛の大事な治療点である。

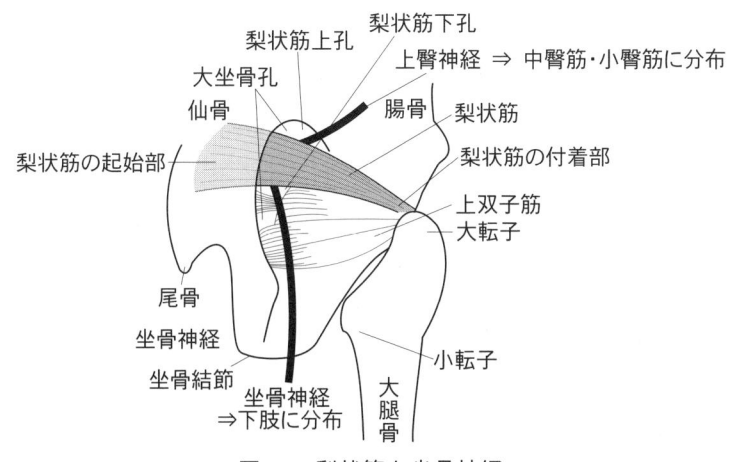

図32 梨状筋と坐骨神経

《2方》西田追加方

【主治】坐骨神経痛
【位置】秩辺（図C）
【取穴】仙骨管裂孔（腰兪）の両側3寸。梨状筋の下縁にある。
【操作】直刺で2〜2.5寸、捻転提挿すると下肢に放散する響きを得る。そのまま10〜15分置針する。
【考察】膀胱経の経脈にそって坐骨神経も走行しているので、本穴に刺針すると速効がある。

《3方》

【主治】坐骨神経痛
【取穴】坐骨穴（図C）
【位置】大腿骨大転子と尾骨尖端を結ぶ線の中点の下1寸のところ。
【操作】4寸の毫針を用い、直刺で3寸。提挿捻転し、得気を得て針感が下肢や足踵に至るのを待つ。20分置針。毎日、あるいは2日に1回刺針する。
【考察】この治療法は環跳の刺針とほぼ同じで、どちらも坐骨神経の走行部位である。

西田コメント

刺針方向によって梨状筋の下の坐骨神経の走行する部位にあたるかどうかの問題である。ここに刺針すると坐骨神経に直接達し、気血の調節ができるので、治療の目的を達成することができる。

22 股関節部痛※

西田コメント

股関節部痛は、下肢の運動による股関節の過労、変形性股関節症

や大腿骨頭壊死などによって起こる。変形性股関節症は股関節の磨耗性疾患である。

《1方》西田追加方

【主治】股関節痛
【取穴】居髎（図31・124頁）とその周辺の圧痛硬結
【位置】居髎は大腿部骨頭の真上にある。居は「倨」（かがむ）の意味である。「髎」は骨の陥凹するところの意味である。膝を屈してかがむと，この腧穴のところに陥凹ができる。取穴する体位は側臥位で，膝をかがめて取穴する。前腸骨棘と大転子を結ぶ線上の中央。
【操作】2寸の毫針を用い，直刺し骨に当たるまで深く刺入し，周囲に放散する針感を得れば効果がある。指圧して本穴と周囲の圧痛硬結部位にも直刺する。
【考察】本穴は骨頭の真上に位置する。骨頭周辺の経筋病巣（圧痛硬結）を探す。患者の指摘する阿是穴を指圧すると筋肉の硬結を触れる。そこが治療点でもある。
痛みの部位は変化するので，指圧して圧痛硬結部位を確かめるとよい。

《2方》西田追加方

【主治】股関節痛
【取穴】環跳（図C）
【位置】大腿骨の大転子と，仙骨管裂孔を結ぶ線上で，外側より3分の1のところ。
【操作】体位は側臥位または伏臥位，寸6針か3寸針で直刺する。下肢に放散する響きがあれば効果がある。
【考察】環跳は梨状筋の真上にある。直刺すると梨状筋に刺針していることになり坐骨神経痛（梨状筋症候群）を治すので膀胱経の痛みを取る

効果がある。本穴に関しては「腰痛」のところで詳述した。

《3方》西田追加方

- 【主治】股関節痛
- 【取穴】阿是穴
- 【位置】大腿上部の大転子がボコッと飛び出ているので，大きな目安になる。
- 【操作】大転子の上の居髎から維道の周辺に圧痛硬結部位を探し刺針する。
- 【考察】本症の場合，痛みを訴える部位は，治療した部位は痛みが軽減するが，ほかの部位に痛みが転々と移動する傾向がある。したがって，その都度阿是穴に刺針すると，次第に股関節痛は軽減してゆく。

23 膝関節痛

《1方》

- 【主治】膝関節痛
- 【取穴】膝疾穴（図G）
- 【位置】膝疾穴は内外に2つある。内膝疾は膝内側の隆起から真上4～6横指にあり，血海の上1寸，内に0.5寸のところにある。外膝疾は膝外側の隆起の真上4～6横指，梁丘の上1寸，後に0.5寸のところにある。
- 【操作】3寸の毫針を用い，大腿骨に向けてすばやく直刺する。針尖が大腿骨に触れた後，わずかに引き上げ，再び大腿骨上縁にそって1寸ほどすばやく刺入する。抵抗を感じたらそれで十分である。深さは2～2.5寸で，30分置針する。2日に1回，両穴を交互に使用する。
- 【考察】この方法は局所療法である。施針方法が当を得ていれば，一般に著名な効果が得られる。

2 ◆外科および整形外科疾患

> 西田コメント

解剖学的には，大腿四頭筋（図33）とその腱は上前面から膝関節に強く付着している。それだけに大腿四頭筋に直接刺針する治療法は，膝関節痛の治療穴が多く存在している。例えば，本穴と，李氏膝上穴・膝上二穴・陰市（図33）などである。

これらの治療法は，刺針後，「起き上がりが楽になる」など，速効性がある。

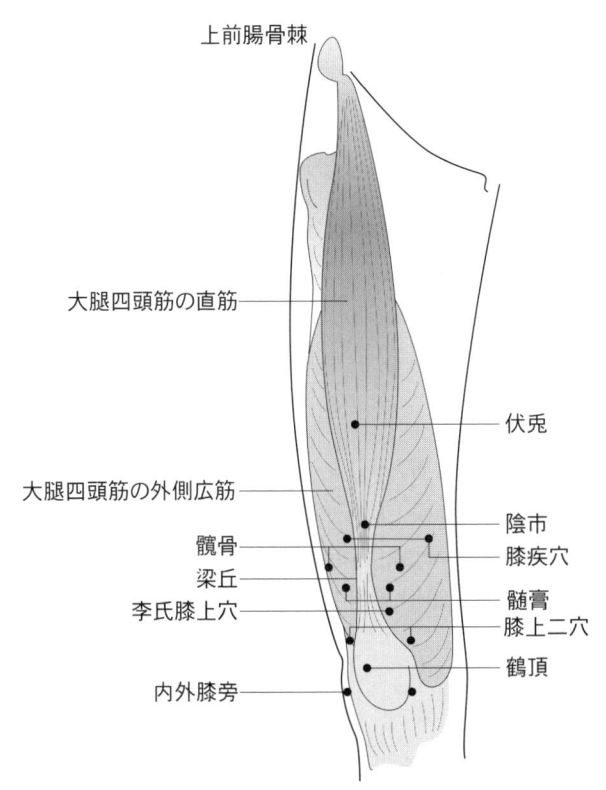

図33 大腿四頭筋上の奇穴の一部（右足前面）

ラベル：上前腸骨棘，大腿四頭筋の直筋，伏兎，大腿四頭筋の外側広筋，髕骨，陰市，梁丘，膝疾穴，李氏膝上穴，髄膏，膝上二穴，内外膝旁，鶴頂

《2方》西田追加方

【主治】膝関節痛
【取穴】李氏膝上穴（図33）
【位置】奇穴の鶴頂（膝蓋骨上縁の正中線上の陥凹部）の真上3横指で大腿四頭筋の大きな腱を触れたやや内側。
【操作】毫針を用い，下から上に向けて寸6針を皮膚に30度ほどで斜刺する。得気を得た後，20分置針する。
【考察】経験穴である。一般に刺針は，病所に向けて刺針することが多い。しかし，この刺針法は病所とは反対側に向けて進針する。これは膝関節の上方から前面に付着している大腿四頭筋とその腱に直接刺針し刺激することにより，より効果的にしようとする意図と思われる。

西田コメント

本法は，筆者が山西省の李定明教授から教えられた刺針法であり，「穴名は？」と質問すると，「経験穴」と言われたので，便宜上，筆者が命名した。大腿四頭筋やその腱に直接刺針しているので，経筋療法の一種である。

《3方》西田追加方

【主治】膝関節痛
【取穴】膝痛3穴（図25・105頁）
【位置】肘部で，上腕骨の橈骨頭と肘頭の間にできる陥凹部。
【操作】寸6針で陥凹部に這わすように横指する。ズキンと強く響きがあるとよく効果がある。20分置針し，その間膝関節の運動をさせると効果が高まる。
【考察】経験穴である。

西田コメント

上海の中医師・張洪度氏がよく用いられる手技であり，白川徳仁氏の報告によるものである。追試するとよく効果があり速効性が

2 ◆外科および整形外科疾患

あるが，なぜ効果があるのか説明がつかない。

《4方》西田追加方

【主治】細絡が多い場合の膝関節痛
【取穴と位置】膝窩や膝周囲の細絡
【操作】膝窩や膝関節周囲の細絡に刺絡する。
【考察】中年以後の婦人で，刺針してもあまり効果が認められない場合が多い。このような例は，膝関節痛に瘀血が関与している場合が大部分である。刺絡して瘀血を取れ去ってやれば下肢も軽くなり膝関節痛も軽減する。

《5方》西田追加方

【主治】内側部の膝関節痛
【取穴】大腿部の内側の筋肉（図34）の圧痛点と阿是穴
【位置】膝関節より上の大腿部の内側部の筋肉・大腿四頭筋の内側広筋・半膜様筋，半腱様筋・縫工筋などは膝関節内側に付着している。内側の膝関節痛があるとき，必ずこれらの筋肉の圧痛硬結（経筋病巣）があるので，指圧して圧痛硬結部位を探す。ここが治療点である。
【操作】毫針または皮内針を用い，経筋病巣に刺針し，15～20分置針する。
【考察】膝関節痛は内側部に痛みを指摘する場合が多い。膝関節に付着する大腿部の筋肉に経筋病巣ができ疼痛を感じている場合が多い。『霊枢』経筋篇では「痛をもって輸となす」と述べている。ここが気血の流れが滞っている部位であるためである。

《6方》西田追加方

【主治】膝関節痛
【取穴】内合陽（図21・94頁）

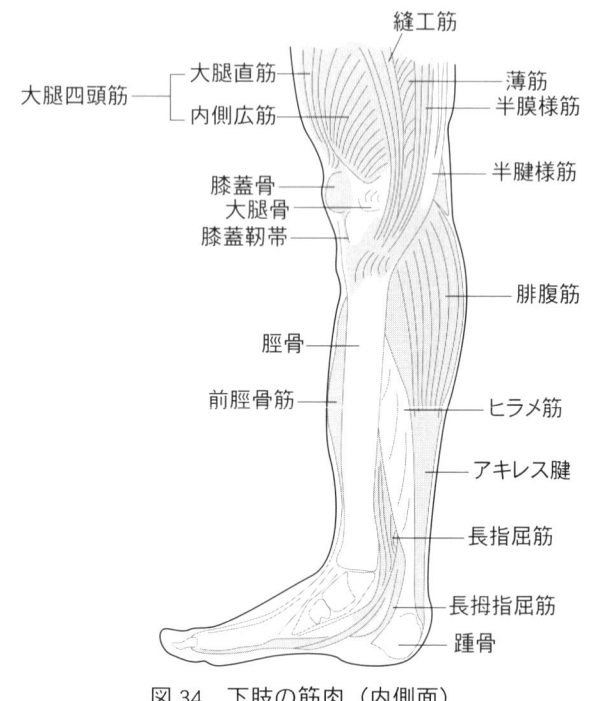

図34 下肢の筋肉（内側面）

【位置】膝窩の委中より下2寸に合陽がある。合陽の内下方1寸に圧痛硬結がある。ここに取穴する。
【操作】毫針を用い、直刺で1.3〜1.5寸。
【考察】経外奇穴で、足太陽経筋（図13・81頁）上にある。本穴は膝関節痛だけでなく、腰痛・肩関節痛にも効果がある。

《7方》西田追加方

【主治】外側の膝関節痛
【取穴】足陽関（図H）
【位置】陽陵泉の上3寸、犢鼻の外の陥凹部。大腿骨外側上顆の上の陥凹部で、腸脛靭帯の後方で大腿二頭筋腱の前方にあたる。

【操作】毫針を用い，直刺で1〜1.5寸。
【考察】足陽関は足少陽胆経の腧穴である。経筋や経脈の流れをよくし（疏通筋脈），関節の動きをよくする（利関節）作用がある。また近位効果もある。

24 腓腹筋痙攣（こむら返り）

《1方》西田追加方

【主治】腓腹筋痙攣
【操作】痙攣発作時には腓腹筋の耐え難い痛みが起こってくる。このとき，写真（図35）のように，患側の拇指を手前に引っ張り，腓腹筋を伸展させてやると即座に痙攣の痛みは軽減する。
【考察】経験的に伝承されている方法で，痙攣の痛みは途端に楽になる。その効果機序は腓腹筋を伸ばすことによって腓腹筋自体の痙攣による疼痛を取り去るためと推測される。

《2方》西田追加方

【主治】腓腹筋痙攣
【取穴】承山（図H）
【位置】委中と崑崙を結ぶ線上の中央にある。腓腹筋の内側頭と外側頭（図19・89頁）の分かれ目であり，陥凹したところ。
【操作】毫針を用いて直刺で2寸。平補平瀉法で，20分置針する。

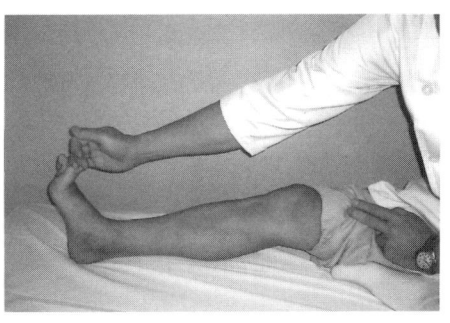

図35　腓腹筋痙攣発作時の救急処置

【考察】本方は承山に刺針することによって腓腹筋の痙攣を治す方法である。「腧穴のあるところはそこに刺針すると治すことができる」という治療原則によるもので、近位効果を狙ったものである。

《3方》西田追加方

【主治】腓腹筋痙攣
【取穴】合陽（図H）
【位置】委中の真下2寸、委中と承山の線上にある。圧迫すると圧痛硬結がある。
【操作】毫針を用いて直刺で1.5寸。平補平瀉法で、20分置針する。
【考察】合陽は足太陽膀胱経の腧穴である。ここに刺針すると腓腹筋の痙攣を予防または治療し、この周辺の局部の異常はその付近に取穴すると治すことができる（近位効果）。そのため、疏風・解表・散寒の目的を達成することができ、腓腹筋の痙攣を治すことができる。

《4方》西田追加方

【主治】腓腹筋痙攣
【取穴】条口（図G）
【位置】足三里の真下5寸のところ。
【操作】毫針を用いて承山に向けて直刺で1.5寸から2寸。瀉法を施す。20分置針する。5分ごとに1回行針する。
【考察】身体の後ろの部位を前の部位に取穴して活す方法を「前後相関」という。条口は足陽明胃経に属し、多気多血の経脈である。ここに刺針すると経気の通りがよくなり、営衛を調和することによって、「通ずれば則ち痛まず」の作用が働く。以上のほかに胃経などの陽経は大椎で膀胱経と交会しているので胃経への刺針は膀胱経へも影響する。

25 下肢内側痛

《1方》

【主治】下肢内側痛
【取穴】築賓（図G）
【位置】太谿の真上5寸，腓腹筋の内側筋膜下縁。
【操作】毫針を用い，直刺する。小刻みに提挿捻転し，30分置針する。
【考察】築賓は足少陰腎経の腧穴である。下肢の内側痛を治すことができるのは，被患部位の走行上にある胃経の機能を高めるとともに，近位作用によるものである。局所に取穴するとその近辺の疾患を治すことができるからである。

西田コメント

築賓は腓腹筋の内側筋腹の下方のアキレス腱に移行する部位で，下方にはヒラメ筋がある。下肢がだるい・下肢に浮腫があるときに，足三里・三陰交・承山を加えるとより効果がある。

《2方》西田追加方

【主治】下肢内側痛
【取穴】陰谷（図G・19〈89頁〉）
【位置】膝を曲げて，膝窩横紋の内側，両半膜様筋の腱の間に取穴する。
【操作】毫針を用い，直刺する。得気を得て20分置針する。
【考察】陰谷は足少陰腎経の合穴である。腎経は大腿内側を走行しているので，その領域の異常を治すことができる。また膝関節痛は腎虚によって起こるので，陰谷への刺針は腎を補うことになる。また近位効果もあり，非常によく効く。

26 内反足

（西田コメント）
　内反足は，足の先端部が内側に屈曲し，足底部が内側に回転している状態。

《1方》

- 【主治】内反足
- 【取穴】崑崙（図H）から太谿（図G）に透針
- 【位置】崑崙は足の外踝とアキレス腱の間にある。
- 【操作】毫針を用い，直刺し崑崙から太谿に透針する。小刻みに提挿捻転し，30分置針する。毎日1回。

（西田コメント）
　崑崙は足太陽膀胱経の腧穴であり，小指に至る。また太谿は足少陰腎経の腧穴で足底（湧泉・然谷）に至る。このような経脈としての効果のほかに，近位効果もある。

《2方》

- 【主治】内反足
- 【取穴】糾内反（図H）
- 【位置】承山の外側1寸のところ。
- 【操作】毫針を用い，直刺で1～1.5寸。30分置針する。毎日あるいは2日に1回。
- 【考察】経験穴である。治療を続ければ内反足には必ず効果がある。

（西田コメント）
　「糾」は「よじれる」のほかに，「ただす」の意味がある。

27 外反足

【西田コメント】
　外反足は，足の先端部が外側に屈曲し，足底部が外側に回転している状態。

《1方》

【主治】外反足
【取穴】太谿から崑崙に透針
【位置】太谿は足内踝とアキレス腱の間にある。
【操作】毫針を用い，直刺し太谿から崑崙に透針する。小刻みに捻転し30分置針する。毎日あるいは2日に1回治療する。

【西田コメント】
　内反足と同様な効果機序である。

《2方》

【主治】外反足
【取穴】三陰交から絶骨に透針
【位置】三陰交は足内踝の上3寸で，脛骨の後縁にある。
【操作】毫針を用い，直刺し三陰交から絶骨に透針する。進針後，提挿捻転し患者が耐えられる程度に強刺激する。30分置針。毎日あるいは2日に1回治療する。

【西田コメント】
　三陰交は足三陰経（脾・腎・肝）の交会穴である。また絶骨は胆経の腧穴である。透針することによって足の陰陽の経脈を刺激し，足関節の機能の回復を促す働きがある。

28 ｜ 痛風※

##《1方》西田追加方

【主治】痛風
【取穴】阿是穴
【位置】阿是穴や発赤のひどい部位
【操作】阿是穴に刺絡し，抜罐すると速効がある。なお痛みを嫌がる場合は小さな針で浅く数カ所に刺針し，20分置針する。
【考察】痛風の大部分は拇指の関節に激痛と発赤があるが，この治療法は痛む部位がどこであってもよい。局所には風湿熱の邪が経絡の流れを阻滞するので痛みを生じる。刺絡することによって瘀血や浮腫を取り去ることができるので，経絡の流れがよくなり痛みは軽減する。

西田コメント

刺絡するときの痛みが問題であるが，血糖測定のための採血用刺針器（新しく開発されたもので，製品名はテルモ製，メディセーフ・ファインタッチコード番号 MS-GN02）で刺絡すると痛みは少ない。

《2方》西田追加方

【主治】痛風
【取穴】地機と中都（図G）
【位置】地機は脛骨の内側面の後縁で，陰陵泉の下3寸。中都は内踝最高点の上方7寸で，脛骨の内側面の中央。
【操作】毫針を用い，瀉法を施す。
【考察】痛風発作のとき，最も犯されやすい部位は足の拇指である。足の拇指には内側に脾経，外側に肝経が走行している。地機は足太陰脾経の腧穴であり，中都は足厥陰肝経の腧穴である。局所を刺激せず遠

位療法で痛みを軽減する治療法である。

西田コメント

この方法では，治療後，局所の痛みは軽減しているが，依然として痛みが残っている場合が多いので，その時点で更に局所に刺針するか，刺絡するとよい。

29 踵痛

《1方》

【主治】踵痛
【取穴】崑崙（図H）から太谿（図G）に透針
【位置】崑崙は足外踝の尖端とアキレス腱の中点にある。
【操作】毫針を用い，崑崙に刺入し，針をゆっくり引き上げて，ついで強く刺入する補法（慢提緊按）を往復3回繰り返し，対側の太谿に達する。30分置針する。
【考察】崑崙は足太陽膀胱経の腧穴である。透針して腎経の原穴に達する。踵関節および，足踵部の軟部組織の経気を疏通することによってよい治療効果を発揮することができる。

《2方》

【主治】踵痛
【取穴】足跟点（手内側・図E）
【位置】大陵と労宮とを結ぶ線上で，大陵に近い4分の1のところ。
【操作】毫針を用い，直刺で0.5寸。平補平瀉法で，10分置針する。毎日1回。
【考察】本方は，遠いところにある病気を治すための遠位穴である。足の踵痛を治すために，手の同じ部位に相当するところに刺針する。これを東洋医学では「手足相関」という。

《3方》

【主治】踵痛
【取穴】下照海
【位置】照海（腎経・内踝の下縁の陥凹中）の真下1.5寸ほどの赤白肉際のところ。
【操作】毫針を用い，針尖を足踵に向けて刺入する。平補平瀉法で，15～20分置針する。
【考察】近位効果である。

《4方》

【主治】踵痛
【取穴】無名穴
【位置】合谷の後方1寸ほどのところ。
【操作】毫針を用い，直刺で1.5寸ほど。得気（だるく脹れた感覚）を得て1時間ほど置針する。

西田コメント

ここでいう無名穴はほぼ陽谿（図E）に相当する。経験穴である。踵に熱感があるときによく効く。ほかにも，無名穴（図C）は第2・3胸椎棘突起の陥凹部にある。ここは精神錯乱に効果がある。

《5方》

【主治】踵痛
【取穴】大鐘（図G）
【位置】太谿の下0.5寸のやや後方，アキレス腱の内側縁。
【操作】毫針を用い，直刺する。提挿捻転し，20分置針する。
【考察】大鐘は足少陰腎経の絡穴である。ここから別れて足太陽膀胱経に走行する。腎経の腧穴なので滋陰補腎の効果がある。また近治作用も

あり，近位穴はその局所の疾患を治す。

30 足背の腫痛

《1方》

- 【主治】足背部の発赤腫脹
- 【取穴】八風穴（図8・64頁）
- 【位置】八風穴は足背部で足趾の接合部，左右合わせて全部で8穴。
- 【操作】毫針を用い，斜刺で1寸。強刺激し，中程度に捻転し，針感を強めた後，置針せずにそのまますばやく抜針する。
- 【考察】八風穴は経外奇穴である。局所の病気はその付近の局部穴を選ぶという治療法である。

《2方》

- 【主治】足背痛
- 【取穴】陥谷（図G）
- 【位置】第2・3中足骨の結合部の前方の陥凹中。
- 【操作】毫針を用い，直刺で1寸。強刺激で，大幅に捻転し，10分置針する。置針中に1〜2回行針する。

西田コメント

陥谷は足陽明胃経の腧穴であり，近位効果を期待した治療法である。

31 足底痛

《1方》

- 【主治】足底痛
- 【取穴】百会（図A）
- 【位置】百会は頭頂にある。正中線上で，両側の耳の尖端を結んだ線の交点にある。
- 【操作】毫針を用い，百会に順経（前方に向けて）進針し，平刺（水平に刺針）する。補法を施し，30分置針する。毎日1回治療する。
- 【考察】百会は督脈の要穴である。督脈は一身の陽を監督しているので，ここに取穴すると，陽気を上昇させ気を益し（昇陽益気），経絡は疏通するため，「通ずればすなわち痛まず」の目的を達成できる。

《2方》

- 【主治】足底痛
- 【取穴】阿是穴
- 【位置】足底の最も疼痛の強いところ。
- 【操作】毫針を用い，最も痛い部位に直刺する。0.5寸ほど進針し，強刺激で，30分置針する。2日に1回治療する。
- 【考察】「痛をもって輸となす」。局所穴は経気の疏通をよくし，近隣の病気を治す。つまり「通ずればすなわち痛まず」になる。

32 脱肛

《1方》

【主治】小児の脱肛
【取穴】百会（図A）
【位置】頭頂の正中線と，両耳の先端を結んだ線の交叉するところ。
【操作】生姜を用いた隔絶灸を行う。新鮮な生姜を硬貨の厚さにスライスし，数箇所に針で小さな孔を開けて百会に貼る。その上に艾柱を置いて生姜の上で燃焼させる。患者が熱さを感じたら，更にもう一個施灸する。3～5壮。
【考察】百会は督脈の要穴である。督脈は「一身の陽」を監督している。生姜を用いて間接的に隔姜灸を行うことによって経絡を温通し，気血のめぐりをよくし（行気活血），湿を取り去り寒さを駆逐し（祛湿逐寒），陽気を上昇させ脱肛しないように肛門を固定させる（昇陽固脱）作用がある。

《2方》

【主治】脱肛
【取穴】長強（図C）
【位置】尾骨尖端の下0.5寸のところ。
【操作】毫針を用い，上に向けて斜刺で1寸ほど。針をゆっくり持ち上げ強く挿入する補法（慢提緊挿）を用い，往復3回繰り返し，20分置針し，2日に1回刺針する。
【考察】長強は督脈の絡穴であり，任脈にも別走している。督脈は「一身の陽」を監督しているので，陽気を上昇させ脱肛しないように肛門を固定させる（昇陽固脱）作用があり，肛門の締まりを強めることができる。

《3方》

【主治】脱肛
【取穴】第3腰椎から第2仙骨の間,脊柱の中線から両側1.5寸のところの縦線上で,圧痛点を選ぶ。
【操作】三稜針を用い,縦線上の圧痛点を選んで刺絡する。
【考察】脱肛や痔は,肛門周囲の瘀血が原因で発症している。瘀血を取り去ることで痔疾患はよくなる。

33 痔痛

《1方》西田追加方 [55]

【主治】痔痛
【取穴】阿是穴
【位置】肛門周囲を指圧すると特定の位置に圧痛の顕著なところがある。
【操作】この中心目がけて強く一針すると速効がある。
【考察】近位効果である。

《2方》西田追加方

【主治】痔痛・脱肛
【取穴】百会(図A)
【位置】頭部正中線上と,両耳先端を結ぶ線の交点で,陥凹しているところ。
【操作】5〜20壮施灸する。ジーンと滲みるように熱感が広がると効果がある。
【考察】督脈は下腹部の胞中(生殖器)から起こっている。したがって督脈上の百会に施灸すると肛門痛や脱肛を治すことができる。

《3方》西田追加方

- 【主治】肛門痛
- 【取穴】長強（図C）
- 【位置】尾骨先端下方の陥凹中。膝を曲げて伏臥位で取穴する。
- 【操作】伏臥位で寸6の毫針を用い，骨の下を這わすように進針し，肛門に響くと効果がある。20分置針する。置針中，5分おきに行針する。
- 【考察】長強は督脈の絡穴である。清熱利湿・調理下焦の作用があり，また近位効果もある。

> 西田コメント
>
> 長強は督脈の絡穴であると同時に任脈にも走行し，また足少陰腎経とも結ばれている。尾骨の尖端と肛門の間に位置している。針感は肛門に拡散するので肛門疾患や前陰疾患にも常用される腧穴である。そのため「長強は諸々の痔を治す」と言われる。

《4方》

- 【主治】肛門痛
- 【取穴】孔最（図E）
- 【位置】前腕の掌側。太淵と尺沢を結ぶ線上で，手根横紋の上7寸のところ。
- 【操作】上肢を伸ばし，掌を上にして取穴する。直刺で0.5～1寸，針感を肘や拇指に向けて放散させ，強く瀉法を施す。20分置針する。
- 【考察】孔最は肺経の腧穴である。肺経は大腸経とは表裏関係にある。したがって，大腸の疾患である肛門の熱と，鬱血を取り去ることができる。

> 西田コメント
>
> 肛門に激痛があるとき，漢方では麻杏甘石湯が非常によく効く。本方は普通，咳が多いときに用いられるが，肛門周囲の浮腫を取り去る作用があるので，浮腫を取り去ることによって気血の通じをよくし痛みを取り去ることができる。特に激しい痔痛に著効がある。

34 毒蛇による咬傷

《1方》

【主治】毒蛇による咬傷
【取穴】阿是穴
【位置】咬傷の局部
【操作】できるだけ早く，咬傷部位に三稜針を用い，散刺し出血させる。すみやかにその上から20分抜罐する。吸い玉を使って毒や血液を吸引し拭い去る。毎日1回治療する。
【考察】治療は早ければ早いほど効果はよい。同時に血清注射を行う。

《2方》

【主治】蛇による咬傷
【取穴】中泉穴（図E）
【位置】陽谿と陽池の間の陥凹したところ。
【操作】中泉穴は一般に，胸悶・胃痛・吐血などの症状を主治する。この腧穴を蛇咬傷に用いて2時間で治癒したと報告されている例もある。これは長期の実践のなかから得られた結果である。

3 皮膚科疾患

1 蕁麻疹・湿疹

西田コメント

蕁麻疹や湿疹などの皮膚疾患には，下記のそれぞれの腧穴とそれらを組み合わせたものがより効果がある。特に皮膚疾患には，多気多血の陽明経（大腸経と胃経）の腧穴，あるいはその走行上にある経外奇穴が多用される。例えば，左右の肩髃（大腸経）・曲池（大腸経）・足三里（胃経）・百虫窩などが常用される。

《1方》

【主治】蕁麻疹
【取穴】曲池（両側・図E）
【位置】肘を90度に曲げ，肘横紋の橈骨側の端のやや外方にある。
【操作】毫針を用い，直刺で1.5寸。平補平瀉法で，5分捻転し，30分置針する。2日に1回治療する。
【考察】曲池は手陽明大腸経の合穴である。陽明経の風熱を散らし，気血を調和する作用がある。それゆえ，蕁麻疹に顕著な効果がある。

西田コメント

　　　この方法は，むしろ瀉法を行うほうがよいと思われる。1年間，毎日蕁麻疹に悩まされていた患者で，30分の置針中に，10分ごとに強く捻針して瀉法を行うと，赤くミミズ腫れになっていた皮膚の蕁麻疹が消えていた例もある。
　　　効果機序としては上記の説明のほかに，手腸明太腸経は手太陰肺経と表裏関係にあり，肺経は皮膚に関連性が強いので蕁麻疹にも効果があると思われる。

《2方》

【主治】 蕁麻疹
【取穴】 後谿から労宮（図F）に透針する
【位置】 後谿は拳を軽く握り，第5中手骨の小頭の後方の横紋頭のところ。
【操作】 毫針を用い，後谿に刺入し，労宮に向けて1寸ほど刺入し，捻転して重だるい，痺れて腫れた感じを出し，手の掌に汗が出るまで操作する。30分置針。2日に1回治療する。
【考察】 後谿は八脈交会穴である。督脈に通じ，全身の経絡に相通じている。陰陽を調和し（調和陰陽），風邪を体表から排除する（疏風解表）作用がある。それゆえ蕁麻疹に治療効果がある。

西田コメント

　　　難治性の蕁麻疹が広範囲に出ている状態に刺針すると，30分後ほぼ完全に消えていた。しかし痛みがあるのが難点である。

《3方》

【主治】 蕁麻疹
【取穴】 百虫窩（図G）
【位置】 血海の上1寸のところ。
【操作】 毫針を用い，直刺で2寸。平補平瀉法で，30分置針する。毎日1回

治療する。

【考察】百虫窩は経外奇穴である。いわゆる奇穴は1つの疾患に専属的に用いられるので，湿疹・蕁麻疹のほか，皮膚瘙痒症など皮膚疾患に効果がある。百虫窩は，足太陰脾経の循行上にある。血海には理血調経・散風祛湿の効果がある。一般に皮膚疾患は瘀血を伴っている場合が多いので，気血の流れをよくすることによって痒み（風邪）も取れる。

《4方》

【主治】蕁麻疹
【取穴】神闕（図D）
【位置】臍の真ん中
【操作】神闕を抜罐する。毎日1回，毎回10分。
【考察】神闕への抜罐は，気血の流れを促進し，営衛の運行，また祛風散寒・温陽燥湿の作用がある。そのため蕁麻疹に効果がある。

《5方》西田追加方

【主治】蕁麻疹
【取穴】肩髃（図E）
【位置】肩峰の前下方で，上腕を外展（外方にあげる）して，その後水平すると現れる2つの陥凹のうち，前方の陥凹部。
【操作】仰臥位にし，上腕を外展して水平にさせたままで取穴する。毫針を用い，直刺で1寸，強く捻転して瀉法を施す。
【考察】肩髃は，手陽明大腸経・陽蹻脈・手少陽の交会穴（『奇経八脈考』[51]より）である。本穴は経脈としての走行以外に，風邪を流し経絡の流れを活発にし（疏風活絡），気血の調和をはかる（調和気血）作用があるので，蕁麻疹の治療に効果がある。

《6方》西田追加方

【主治】蕁麻疹
【取穴】裏内庭（図7・59頁）
【位置】足陽明胃経の内庭の反対の足底部にある。第2趾の裏の付け根の下，横紋を一辺とした三角形の頂点。簡易取穴法として第2趾の先の裏側の膨れたところにマジックで印をつけて第2趾を足底部に押しつけると，印が移るところ。いずれにしても取穴時には圧痛を確かめる。
【操作】多壮する。壮数は，当初灸熱痛がなければ痛みが出てくるまで，痛みがあれば痛みがなくなるまで据える。
【考察】裏内庭への施灸は，長期間難治の蕁麻疹にも効果があるだけでなく，ひどい下痢にも劇的な効果がある。裏内庭は足陽明胃経の内庭の足底部にあるので，その効果は足陽明胃経とほぼ同じと考えてよい。消化器疾患にはもちろん，胃経は多気多血の経脈であるため皮膚疾患にも効果がある。

《7方》西田追加方

【主治】蕁麻疹・湿疹
【取穴】大椎・膈兪（図C）・委中（図H）
【位置】大椎は第7頸椎棘突起の下，膈兪は第7胸椎棘突起の下の両側1.5寸，委中は膝窩横紋の中央。
【操作】刺絡し，抜罐して瘀血を取り去ってやる。
【考察】急性期の蕁麻疹や慢性期の湿疹は必ず瘀血を伴っている。大椎は手足の陽経が交会するところであり，風邪を皮膚から放出し（疏風解表），清熱作用がある。膈兪は「血会」であり，和血理血作用がある。委中には涼血泄熱・祛風湿の作用がある。これらの腧穴から直接瘀血を取り去ることにより蕁麻疹や湿疹を治す働きがある。

2 | 疔・癰(皮下組織の限局性化膿性炎症)

《1方》

【主治】各種の疔
【取穴】疔部の局所
【操作】三稜針を用い,患部を0.1寸ほど刺す。絞り出し出血させ,排膿軟膏を塗っておくと治る。
【考察】本方は,点刺し出血させることによって,血の流れをよくし腫れを消退させ(活血消腫),孔を開いて熱を排出し(開竅瀉熱),経絡の流れを活発にする(通経活絡)作用がある。

《2方》

【主治】紅色絲状疔
【取穴】紅色絲の末端
【操作】三稜針で紅色絲の両末端に刺し出血させる。一般に1回の治療で治癒する。
【考察】この方法は循経取穴の一種である。点刺し出血させることによってよい効果が得られる。

《3方》

【主治】排膿口が閉鎖された疔
【取穴】委中(図H)
【位置】膝窩横紋の中央
【操作】三稜針で患部側の委中に刺絡する。両側に病変があれば両側に刺す。自然に出血させるか,絞って出血させる。
【考察】これは刺絡法であり,中国医学のなかで独特の刺針療法である。民

間でも広く流布している方法である。熱を排出し，救急処置として腫れを消失させる作用がある。

西田コメント

化膿して排膿されていない疔には，その中央に直接三稜針を刺し排膿させてもよい。手で膿を絞って排膿し，傷口を消毒しガーゼで覆い，固定する。

本穴以外にも委中近くの表在静脈を刺して出血させてもよい。

委中が皮膚疾患に効果があるのは以下の理由による[59]。

①委中は膀胱経の腧穴であり，その循行上の異常を治す効果がある。また筋肉の緊張をのびやかにし，経絡の流れを通じさせる（舒筋通絡）作用や，血熱を冷ます（清熱涼血）作用がある。そのため，皮膚疾患・丹毒・皮膚瘙痒症・蕁麻疹・湿疹などに効果がある。

②膀胱経は「水」に属している。水は寒涼の性質があるので，清熱瀉火の作用がある。そのほかに，委中の部位は血脈が豊富で，またの名を血郄ともいう。この部位はよく放血療法が行われるところである。放血療法は，清熱涼血・消散鬱熱の効果がある。血熱邪が体内に閉じ込められたことによる精神症状・皮膚病，また瘀血阻滞が原因の諸々の疾患に適応できる。

《4方》

【主治】疔毒悪瘡および全身の一切の急性炎症

【取穴】背部阿是穴

【位置】患者を正座させ，患者の中指（男性は左手，女性は右手）を反対側の肩越しに背中に置き，脊柱にそって伸ばし中指が尽きたところ（脊柱の第3〜5胸椎の間の正中線上に相当する）。その周囲の直径2mmばかりの大小の円形の小紅点・黒色の毛穴・丘疹・陥凹などの変形した毛穴を探す。

【操作】三稜針を用いて直刺で0.1寸，出血させる。あるいは毫針を用い，

0.3～0.7寸刺針し，平補平瀉法で，毎日1回。提挿も置針もしない。
【考察】この腧穴は，基本的には脊柱の第3～5胸椎の間にあり，督脈に属する。督脈は「人体の諸陽の集まるところ」である。また臓腑と密接に関係し，一身の陽気を調節している。このため，早期の急性の皮膚感染症には必ず効く理想的な治療法である。非常に早く疔や癰が消退し治癒する。慢性の者には，効果は急性期ほど早くは効かない。

3 丹毒

西田コメント

丹毒は，A群β溶血性レンサ球菌による表在性の蜂窩織炎である。

《1方》

【主治】丹毒
【取穴】四縫穴（図F）
【位置】示・中・薬・小指の掌面の近位指節間関節の横紋の中点。
【操作】三稜針で速刺する。
【考察】四縫穴に三稜針で速刺する方法である。熱を取りイライラを除き（解熱除煩），血流を活発にして腫れを取り（活血消腫），経絡の流れを活発にする（通経活絡）作用があるので，丹毒に効果がある。

《2方》

【主治】丹毒
【取穴】患部周囲の局部穴
【操作】梅花針で患部を連打する。中等度の刺激で，局部を発赤させる。ただし，血を滲ませてはならない。2日に1回治療する。
【考察】この方法は，経絡の流れをよくし（疏通経絡），血流を活発にして

腫れを消退させる（活血消腫）作用があるので，丹毒を治療できる。この方法の使用にあたっては，適当な刺激の強さを把握しておかなければならず，出血のあった場合には，清潔に消毒しなければならない。

【西田コメント】

最近では，抗生物質がよく使用され，感染に対しては効果的であるが，慢性湿疹やアトピー性皮膚炎など皮膚疾患に感染を伴った例に応用できる。

4 円形脱毛症

《1方》

- 【主治】円形脱毛症
- 【取穴】阿是穴
- 【位置】脱毛した部位
- 【操作】梅花針で局部を叩く。中等度に刺激する。実証は毎日1回。虚証は2日に1回，15回を1クールとする。
- 【考察】この方法は臨床的に常用される伝統的な方法である。一定の効果がある。頭部の皮膚を針で刺激することにより，臓腑を調節し，血流をよくすることによって血脈の流れをよくする（活血通脈）。このため，治療の目的を達することができる。その他に近位効果も大いに関係がある。

【西田コメント】

円形の脱毛部位に，中心に向けて外側から放射状に皮下に横刺してもよい。また何らかの精神的要因が原因になっているので，安神のための経穴（四神総穴・神門），また後背部の筋肉の緊張（肩こり）を取ってやると効果は早まる。

5 にきび（尋常性痤瘡）

西田コメント

にきびの原因は，体質と脂肪。砂糖，刺激物の食べすぎで起こる。これらは脾胃の湿と熱を作るからである。この痰，湿と熱が上方にあがり顔面と背中に現れる。このため本疾患は顔面にあるが，治療部位は意外に背部にある。

《1方》

- 【主治】にきび
- 【取穴】大椎（図C）
- 【位置】第7頸椎棘突起の下
- 【操作】三稜針を用い，大椎に数カ所散刺する。血液を自然に出血させ，出血が止ってから，さらに10分抜罐する。3日に1回治療する。10回を1クールとする。一般的に1クールで顕著な効果がある。
- 【考察】大椎は督脈上にある。手足の三陽経の交会する場所であり，全身の陽気のあつまるところである。「陽」は衛気を主り，表（皮膚）を主るので，清熱解表することができ，また気血がのびやかに流れるように作用する。そのため，にきびは消散する。

《2方》

- 【主治】にきび
- 【取穴】背部の小さな塊状硬結またはでき物
- 【操作】背部の最も顕著な小塊状硬結またはでき物を探す。三稜針を用いて，これをはねて（挑刺），その線維を切断する。毎日あるいは2日に1回挑刺する。
- 【考察】これは三稜針による挑刺法である。この方法は孔を開いて熱を排泄

し（開竅泄熱），血流をよくして瘀血を取り去り（活血化瘀），経絡の流れをよくする（疏通経絡）作用がある。実践による経験上，背部の塊状硬結を治療すると，にきびは確実に治療できる。

 西田コメント

著者は中学校の校医として，毎年健康診断を行い全校生徒の胸部と背部に聴診器を当てる機会がある。顔面ににきびのある学生には，必ず毛囊が化膿して発赤した，いわゆる「にきび」が背中にもできている。彼らを観察しているとあたかも，全身の熱が上半身に集まっているようである。にきびは顔面にあるので前方に注意をとられがちになるが，人体をよく観察してみると治療のヒントは背部にもある。

6 皮膚炎（神経性皮膚炎）

《1方》

【主治】皮膚炎
【取穴】通里（図E）
【位置】神門の上1寸
【操作】毫針を用い，斜刺で1〜1.5寸。瀉法を用いて，置針しない。2日に1回治療し，10日を1クールとする。
【考察】通里は少陰心経の絡穴である。また，ここから手太陽小腸経に別走する。『素問』至真要大論篇では「諸々の痛み，痒み，でき物は心に属する」と述べている。心は血脈を主り，心火が盛んで，血分〔温病学の衛分・気分・営分・血分のうちの血分のことをいっている。最も温病の進行した状態である〕に熱があると，皮膚にでき物や痛み，痒みの症状が出てくる。多くは心に関係が深い。それゆえ通里に瀉法を施すと，心は清らかになり，心神は安らぎ，痒みは止まる。

《2方》

【主治】皮膚炎
【取穴】尺沢（図E），あるいは委中（図H）の近辺の静脈
【位置】肘窩あるいは膝窩の静脈
【操作】三稜針を用い，尺沢あるいは委中の近辺の静脈に刺入し放血する。尺沢と委中は交代して使用する。毎週1回，10回を1クールとする。
【考察】刺絡療法である。血流を活発にして腫れを消退させ（活血消腫），竅を開いて熱を排泄し（開竅泄熱），経絡の流れをよくする（通経活絡）作用がある。施術方法は，一般的に静脈注射するときのように消毒した後，目的とする静脈に速刺速抜し，静脈血が自然に流出し，止まるまでそのままにしておく。出血量は多い者で10cc，少なくとも数cc，出血させる。このように1クールとしてみれば放血量は少なくない。
　放血法については，以前には貧血を起こすのでないか？　と心配する人があったが，臨床上，1〜2クール放血療法を行った数人の患者の血液像は貧血を起こさず，むしろ血色素や赤血球はある程度増加していることが証明されている。この方法は比較的広範囲に施行され，神経性皮膚炎・乾癬・紅皮症に対して優れた治療法である。

7　手掌膿疱症(掌に生ずる慢性の化膿性皮膚病の一種)

《1方》

【主治】手掌膿疱症
【取穴】労宮（図E）
【位置】拳を握ったとき，第3指と第4指の尖端の間が当たるところで，手掌の中心。

【操作】平補平瀉法で，まず直刺で0.3～0.4寸，中等度に刺激し，患者にだるく重い感じと電撃感を起こさせたときに，拇指で針を前方に深く捻転すると，患者の手掌に熱感や発汗が起こる。15分置針。2日に1回治療する。一般に10数回で効果がみられるか，あるいは治癒する。

【考察】手掌膿疱症は，手掌が肥厚し，皮膚は破れ，縮緬（ちりめん）のように皺ができてひび割れし，出血して痒みもあり，ガチョウの掌のようになる。労宮で治療できるのは，「腧穴のあるところは，その周辺を治療できる」，近位効果によるものである。

（西田コメント）

漢方薬では三物黄芩湯が手掌膿疱症によく効果がある。その内容は黄芩・苦参・乾地黄。使用目標は，手足が火照って苦しい状態である。手掌や足底の膿疱症に効果がある。

8 │ 帯状疱疹

（西田コメント）

帯状疱疹の治療は，①急性期の治療，②後遺症としての神経痛の治療に大別できる。帯状疱疹後の神経痛は，急性期が過ぎて，水泡が治癒した後に頑固な神経痛に悩まされるときがある。現代医学の治療ではあまり効果がないが，針灸治療のほうが顕著な効果がある。

《1方》

【主治】帯状疱疹（急性期）
【取穴】蛇眼穴（図F）
【位置】手の拇指の中関節の背部で，両骨の間の突出したところ。大骨空の両側で，片手に2穴ある。（竜眼穴もあるので，混同しないように

注意を要する）
【操作】三稜針を用いて，この腧穴に 0.3 寸ほど刺入する。針尖を骨の縫い目にそって関節腔内に刺入し，ただちに抜針する。続いて少量の黄色い粘液を絞り出す。毎日１回。腧穴は毎回左右交代して使用する。刺針後，局部の感染予防に注意すること。
【考察】経験による取穴である。

> 西田コメント

蛇眼穴は手の拇指の両側にある。拇指には橈骨側には肺経，尺骨側には大腸経が走行している。肺は皮膚と関連が深い。また大腸経は多気多血の経脈で，皮膚疾患には常用される経脈であるので，全身の気血の流れをよくすることにより帯状疱疹に効果があると思われる。穴名が似ていて混同しやすいが，竜眼穴（図Ｆ）も帯状疱疹の急性期に速効がある。手法は三稜針を用い，刺絡する。不思議なことに，初期に刺絡すると鎮痛効果があり，水泡の出方も少なくなるように思われる。

《２方》西田追加方

【主治】帯状疱疹（急性期）（『中医臨床』通巻 42，97 頁より）
【取穴】竜眼穴（図Ｆ）
【位置】小指の尺骨側，中節関節と基節関節の間にある。手を握るとできる横紋端である。内側と外側に２つある。
【操作】両手に刺絡し，少量出血させる。
【考察】経外奇穴である。本穴は熱と湿を取り，瘀血を取り去って気血の流れをよくする働きがある。『内経』は「諸痛痒瘡は皆心に属す」といっている。手太陽小腸経は手少陰心経とは表裏関係にあるので，小腸経上にある奇穴「竜眼穴」は本症に効果があると考えられる。

> 西田コメント

極めて速効性がある。

《3方》

【主治】帯状疱疹（急性期）

【取穴】疱疹周囲の局部

【操作】梅花針を用いて患部を均等な力で叩く。手法は，最初は軽く次第に重くしていく。表皮からごくわずかに出血する程度がよい。それに続いて叩いたところを吸引抜罐する。面積の大小によって抜罐する回数を決める。3分ほど抜罐する。少量の血液と多量の水性滲出物を吸出する。その後，患部を消毒し〔ガーゼで傷を覆って感染を防いでやる〕，続いて竜胆紫を塗るとよい。一般に1回で治癒する。

【考察】この方法により，経絡を疎通させ，臓腑を調節し，清熱解毒の目的を達することができる。

西田コメント

急性期の場合，水泡は潰さないように注意する。水泡の周囲に刺針・刺絡・施灸しても神経痛や痒みに速効する。針灸治療が特に効果があり，現代医学の薬剤治療より遥かに効果と速効性がある。また被患部位が，身体の部位でどの経脈上にあるかを判断し，循経取穴しても鎮痛効果がある。あるいは刺針するときに病巣の周囲（図36）から，病巣の下に向けて数本横刺してもよい。

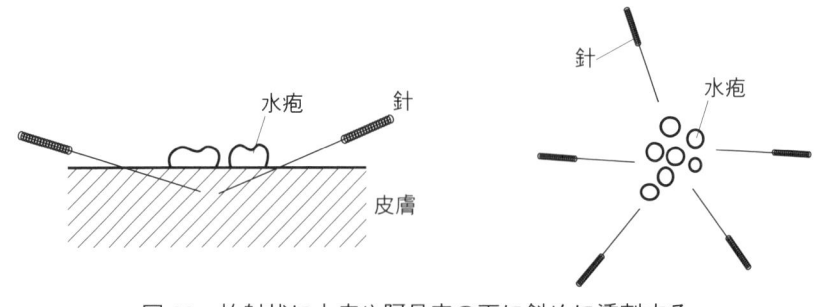

図36　放射状に水疱や阿是穴の下に斜めに透刺する

《4方》西田追加方

- 【主治】疱疹周囲の局部に触れられないとき
- 【取穴】障害部位を通過する経脈
- 【位置】循経取穴。つまり障害部位を通過する経脈の腧穴に取穴する。
- 【操作】例えば，水疱が側胸部にあれば，絶骨に直刺し，強く捻針して瀉法を施す。
- 【考察】経脈が通過する部位は，その経脈の異常を治療することができる。

> 西田コメント
> ときには疱疹周囲が化膿して，局部に触れられないときがある。このようなときには，被患部位を循行する経脈の腧穴に取穴すると痛みは軽減し，水疱の治癒も早まる。

《5方》西田追加方

- 【主治】帯状疱疹後の神経痛
- 【取穴】局所
- 【位置】患者の指摘する疼痛部位（阿是穴），または圧痛点を探す。
- 【操作】毫針を用い，1～2cmの深さに置針する。あるいは刺絡し，抜罐・施灸・火針をしてもいずれの治療手段も効果がある。
- 【考察】帯状疱疹後の神経痛は，発病後に被患部位に気血の流れの疏滞が起こり，「気血が通じなければすなわち痛む」ために起こるものと考えられる。上記の針灸治療手段により，「通じればすなわち痛まず」の理論により鎮痛効果がある。

9 皮膚瘙痒症

> 西田コメント
> 皮膚瘙痒症は，高齢者に多く，陰虚のために皮膚が乾燥して起こ

るので，滋陰が必要である。症状としては，全身が痒く，特に夜間に著しい。皮膚は乾燥して，ひどい場合は白い落屑(らくせつ)を認めるようになる。舌は乾燥して赤くなり，脈は細数。血虚風燥があるので，補腎と補脾胃を行い皮膚に潤いを与えるために，腎兪・脾兪・胃兪・合谷・足三里に刺針し補法を施す。

《1方》

【主治】皮膚瘙痒症
【取穴】下都（図F）
【位置】手背部にあり，手を握り，第4・5中手骨頭点の間より上0.5寸のところ。
【操作】毫針を用い，0.5～1寸刺入する。平補平瀉法で，30分置針する。
【考察】経験穴である。

《2方》

【主治】皮膚瘙痒症
【取穴】督兪（図C）
【位置】第6胸椎棘突起の下，両側1.5寸のところ。
【操作】毫針を用い，内側に斜刺で0.5寸。老人には補法を多用し，若年者の多くには瀉法を用いる。30分置針する。毎日1回治療する。
【考察】督兪は足太陽膀胱経の腧穴である。疏風解表の効果があり，また「督脈の兪」とされ，同時に心が安定し安らかになり（寧心安神），内風を抑え痒みを止める（熄風止痒）効果がある。

《3方》西田追加方[41]

【主治】痒み（あらゆる皮膚疾患）
【取穴】治痒（図D）

【位置】上腕外側の肩峰直下，前腋窩横紋頭と同じ高さで上腕骨外縁。三角筋の下縁になる。
【操作】毫針を用い，直刺で0.5～1寸，瀉法を用い20分置針する。
【考察】経外奇穴である。

> 西田コメント
>
> 皮膚瘙痒症だけでなく，湿疹・蕁麻疹・アレルギー性皮膚炎など，あらゆる皮膚疾患に応用できる。

《4方》西田追加方

【主治】痒み
【取穴】止痒穴（図E）
【位置】曲池の上3寸
【操作】肩部に向けて斜刺で2寸，強く捻転し瀉法を施す。20分置針する。
【考察】経外奇穴であるが大腸経の走行上にある。

10 扁平疣

> 西田コメント
>
> あるいは扁平コンジローマともいう。皮膚が相接し湿潤した肛門部や会陰部にできやすい。湿潤・びらん・痒みがある。

《1方》

【主治】扁平疣
【取穴】耳背静脈（図9・65頁）
【操作】消毒した後，尖頭刀で，片側の耳背上方の耳輪に近い浅い小静脈を破り，自然に出血させ，自然に凝固して止まるのを待つ。両耳を交代で放血する。3日に1回治療する。

【考察】この方法は刺絡療法の1つであり，耳穴刺激区でもある。血流を活発にし瘀血を取り去り（活血化瘀），毒を消し経絡の流れを活発にする（解毒活絡）作用があることから，ウイルス感染である扁平疣に対して特殊な効果がある。

◆西田コメント◆
尖頭刀は大きめの注射針を用いてもよい。

11 足の水虫（足癬）

《1方》

【主治】足の水虫
【取穴】委中（図H）と足踵の中点
【位置】委中と足踵の中点である。すなわち承山の下0.5寸にあたるところ。
【操作】この腧穴に直刺で3寸。
【考察】経験穴である。

12 鶏眼（魚の目）

《1方》

【主治】鶏眼
【取穴】鶏眼の中心
【位置】鶏眼の中心から根部。
【操作】三稜針を消毒してプロカイン（局所麻酔剤）2滴を塗り，鶏眼の中心にも滴下する。三稜針を鶏眼の中心から基底部に直刺する。出血するまで行う。迅速に刺針するのが肝要である。抜針後にできる針孔には，絆創膏を貼っておけばよい。5～10日して治らなければ

再び行う。
【考察】経験的治療法である。

《2方》西田追加方

【主治】鶏眼
【取穴】鶏眼の真ん中に施灸。
【位置】鶏眼の上に直接灸を行う。当初は熱く感じないが，数壮据えるうちに，局部が熱く感じるようになる。その時点が適当な灸壮数である。毎日1回治療する。10日間ほど施灸すると自然に鶏眼は消えてゆく。

13 瘭疽※

《1方》西田追加方

【主治】瘭疽（図37）
【取穴】局所
【位置】被患した爪の中央と，爪床の両脇
【操作】灸のサイズはエンピツの芯の大きさ。爪の中央の施灸回数は，最初は痛くないが2～3回据えていると熱感か痛みを感じるようになる。この時点で適量な壮数とする。また爪床の両脇2mm離れたところ（指先で圧迫してみると陥凹している）に，それぞれ5～6壮施灸する。毎日1回，一般に数日続ける。
【考察】直後より，瘭疽の痛みは軽減する。もし爪の下に膿が溜まっている場合は翌日ぐらいに自然に排膿される。古い爪は爪床から押し出されて剝離するので，絆創膏で保護してやると自然に取れてゆく。

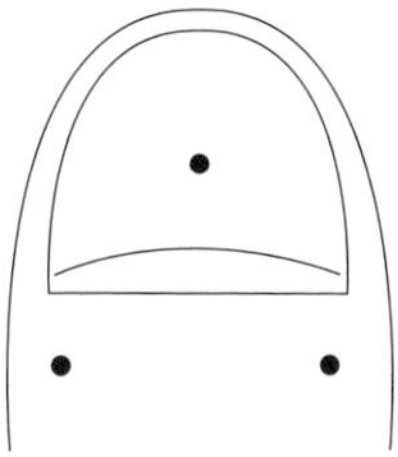

図37 瘭疽の施灸

《2方》西田追加方

【主治】瘭疽
【方法】生卵に指の入るくらいの穴を開け，被患した爪を生卵の中に30分入れたままにする。30分ほどすると痛みは軽減するが，生卵は生温かくなってくるので，新しいものに変えてやる。これを3～4回繰り返すと痛みは軽減する。これを毎日繰り返す。軽傷の場合はこれで軽快する。
【考察】民間療法として長年伝承されてきた方法である。

　西田コメント
　　なぜ効果があるのか，科学的にも東洋医学的にも説明がつかないが効果はある。

14　虫刺され

《1方》西田追加方

【主治】虫刺され
【位置】局所
【操作】痛みや痒ゆみの強い部位，発赤腫脹の激しい部位に刺絡し，抜罐する。また局所に施灸してもよい。
【考察】局所の発赤腫脹や疼痛は，湿熱によって気血の流れが阻害されて生じたものである。局所に刺絡することにより，湿熱の邪を取り去り，痛みと浮腫は消失する。また局所より毒を排出する手段でもある。

　西田コメント
　　何の虫であっても，局部への刺絡は痛みや痒みの除去に速効がある。

4 産婦人科疾患

1 月経不順

《1方》

【主治】月経不順

【取穴】血海（図G）

【位置】正座して膝を屈して取穴する。大腿骨内上縁の上，2寸のところ。内側広筋の内側頭の隆起部。

【操作】毫針を用い，針尖を上（中枢部）に向けて斜刺で2寸。平補平瀉法で，一定のスピードで捻転して，針感を腹部に放散させると，患者は気持ちよく感じるようになる。30分置針する。毎日あるいは2日に1回刺針する。

【考察】本方は，月経の周期が遅延する者，月経の出血の色が薄暗色で，寒さを嫌がり温かさを喜ぶ者（畏寒喜暖）に適している。血海は足太陰脾経の腧穴であり，血液の流れを活発にして月経を調節する（活血調経）働きがある。月経不順・帯下などに著効がある。

《2方》

【主治】月経不順

【取穴】照海（図G）

【位置】足の内踝の尖端の真下1寸のところ。

【操作】毫針を用い，直刺で1寸。平補平瀉法で，30分置針する。毎日あるいは2日に1回治療する。

【考察】照海は足少陰腎経に属し，八脈交会穴でもあり，奇経の衝脈とも関連している。早期月経や，月経が月に2回ある者，月経の色が鮮紅色や紫色，また熱に悩まされたり，口渇がある者に特に効果がある。

《3方》西田追加方

【主治】月経不順

【取穴】四満（図D）

【位置】臍下から2寸ほどで，前正中線の両側0.5〜0.6寸ほどの圧痛硬結点。

【操作】施灸するか，痛みを嫌がる者には灸頭針が適している。

【考察】四満は腎経の腹部の腧穴である。四満の名前の由来は「瘀血を散らし腫を消す効果がある」からである。腹部の積聚腫塊が集まるところである。女性の下腹部に瘀血が集まり，指圧すると圧痛硬結がある。この異常を治してやると，生理不順・不妊・冷え性など大概の婦人病に効果がある。

西田コメント

女性で腹部に瘀血がある者には必ず四満の周辺に圧痛硬結がある。古来より不妊症や生理不順の治療のためにさまざまな取穴法があるが，この四満周辺の圧痛硬結部位を探し，そこを治療すればよい。

2 ｜ 崩漏（子宮出血）

《1方》

【主治】崩漏（漏〈出血が突然起こり出血量が多い〉が主である場合）
【取穴】隠白（図G）
【位置】足の拇趾内側で，爪甲根部角から0.1寸ほど離れたところ。
【操作】毫針を用い，直刺で0.2〜0.3寸。針感が腹に至ればよい。20分置針する。
【考察】隠白は足太陰脾経の井穴である。ここは陰陽が交会し，気血が流注する終点であり，また起点でもある。つまり，血をめぐらせ，気を助け，虚を補う働きがある。そのためここに刺針すると漏血を止めることができる。

《2方》

【主治】崩漏（崩〈少量ずつ持続的に起こる出血〉が主である場合）
【取穴】大敦（図G）
【位置】足の拇趾の外側（腓骨側）で，爪甲の角から0.1寸離れたところ。
【操作】毫針を用い，直刺で0.1〜0.2寸。20分置針する。同時に温和灸あるいは雀啄灸を施行してもよい。
【考察】大敦は足厥陰肝経の井穴である。同様に気血の流れをよくし（行気活血），肝をのびやかにし，鬱を取り去る（舒肝解鬱）作用がある。これによって余分な火は下行し，子宮からの余分な崩血が止まる。

3 月経痛

《1方》

【主治】月経痛

【取穴】三陰交（図G）

【位置】足内踝の先端から上3寸，脛骨の後縁。

【操作】毫針を用い，直刺で1.5寸。提挿捻転し，瀉法を行う。20分置針し，5分ごとに1回行針する。

【考察】この方法は実証の月経痛に適している。下脇腹部がひどく張り痛い・痛部を押さえると痛みが悪化する・経血が紫紅色で血塊がある者に特に効果がある。三陰交は足太陰脾経に属し，足三陰の交会穴である。行気活血・通経化瘀の作用がある。このために「通ずればすなわち痛まず」の目的を達成することができる。

《2方》

【主治】月経痛

【取穴】行間（図G）

【位置】足の第1趾・2趾の背側の接合部より0.5寸ほどのところ。

【操作】毫針を用い，斜刺で0.5寸。平補平瀉法で，20分置針する。毎日1回治療する。

【考察】行間は足厥陰肝経の榮穴である。陰血を養い，肝気を降ろす作用がある。気滞血瘀による腹痛に効果がある。このタイプの月経痛は，多くは実証に属し，いつも月経前あるいは月経中に下腹部の脹満痛があり，胸肋部の痛みが主である。

《3方》

【主治】月経痛
【取穴】承山（図H）
【位置】腓腹筋の筋腹の下の「人」の字形の陥凹中にある。
【操作】毫針を用い，直刺する。平補平瀉法で，得気を得て20分置針する。毎日1回治療する。
【考察】本方法は経験による取穴である。月経痛の者に特殊な効果がある。

4　閉経

《1方》

【主治】閉経
【取穴】血海（図G）
【位置】膝上2寸，大腿内側。
【操作】毫針を用い，直刺する。瀉法で強刺激し，20分置針する。
【考察】本法は活血調経の効果があり，閉経や下脇腹部の脹満感や疼痛，腹部を圧迫すると痛みがある，血滞のある閉経に適応する。

《2方》

【主治】閉経
【取穴】三陰交（図G）
【位置】足内踝の先端から真上3寸。
【操作】毫針を用い，直刺する。提挿捻転し瀉法を施す。得気を得て20分置針する。毎日あるいは2日に1回治療する。
【考察】三陰交は足太陰脾経の腧穴である。瀉法を行うと行気活血・通経化瘀の効果がある。気血を下行させ，通経の目的を達成することがで

きる。本法は瘀血による閉経に活用される。三陰交は陰血を調節し，もし補法を用いれば崩漏を治すことができる。これは腧穴には双方向性の側面があるからである。

《3方》西田追加方

【主治】閉経
【取穴】長強（図C）
【位置】尾骨先端下方の陥凹中。膝を曲げて伏臥位で取穴する。
【操作】伏臥位で寸6の毫針を用い，骨の下をはわすように進針し，肛門に響くと効果がある。20分置針する。置針中，5分ごとに行針する。
【考察】閉経は，腎機能が衰退して起こる生殖機能の変化である。長強は督脈の絡穴であり，陽気がここに充満し，本穴から足少陰腎経に結ばれ，また任脈に別走している。督脈と任脈，衝脈は胞中から出ているのでこれら3脈の起源は同じである。本穴はまた胞中の近くにある。そのため，長強に刺針すると陽気を温めて流れをよくし（温通陽気），気の流れをよくすることによって瘀血を取り去り（行気化瘀），衝脈と任脈の機能を管理調整する（調理衝任）などの効果がある。以上のような作用のために長強に刺針すると閉経によって起こる症状の改善に効果がある。

5 ｜ 帯下（女性生殖器からの分泌物）

《1方》

【主治】白帯下
【取穴】曲骨（図D）
【位置】腹部の正中線上で，臍より下5寸，恥骨結合の上の陥凹したところ。
【操作】排尿した後，仰臥位で取穴する。直刺で2.5～3寸。会陰部に痺れ

感・脹満感が響くとよく効く。平補平瀉法で，10分に1回捻転し，20分置針する。2日に1回治療する。

【考察】曲骨は任脈に属し，足厥陰肝経の交会穴で，陰器を循行しているので泌尿器や生殖器とは非常に密接な関係がある。熱を取り体内の余分な水分を体外へ排出する（清熱利湿）作用がある。帯下には比較的優れた効果がある。

《2方》

【主治】赤白帯下
【取穴】陽陵泉（図H）
【位置】膝を屈し，下腿の外側，腓骨小頭前下縁の陥凹したところ。
【操作】多くは補法を用いる。患者の吸気に合わせて，ゆっくり刺入する。再び吸気に刺入してゆく。直刺で2寸ほど，針を持ち上げ再び吸気にゆっくり刺入する。これを3〜5回繰り返す。20分置針する。2日に1回治療する。あるいは陰陵泉に透針すると効果はより顕著になる。
【考察】陽陵泉は足少陽胆経の合穴である。臓腑を調節し，経気を増し，滞りをめぐらせ余分な水分を排出する（行滞利湿）効果がある。下腹部の疼痛・帯下の多い者には効果がよい。

6 人工流産による合併症

《1方》

【主治】人工流産による合併症
【取穴】内関から三陽絡（図E）に透針
【位置】内関は腕関節内側の横紋の正中から真上2寸の両筋肉の間にある。三陽絡は上腕背側の外関の真上2寸の両骨の間にある。

【操作】3寸の毫針を用い，内関から刺入し，三陽絡に向けて斜刺する。捻転し十分な針感を得る。20分置針し，その間，行針を1回する。

【考察】いわゆる人工流産による合併症は，人工流産によって起こる身体の異常症状であり，腹痛・腹部脹満感・悪心・嘔吐・頭痛・眩暈・顔面蒼白・不安感・冷汗・四肢厥冷・筋肉痙攣などがある。内関は手厥陰心包経に属し，寧心・安神・鎮痛作用がある。手少陽三焦経の三陽絡に透針することで，四肢肩腕の異常を治すことができる。

[西田コメント]
内関は，奇経・陰維脈の主治穴でもあるので，腹部の異常も治すことができる。

7 | 胎位異常

《1方》

【主治】胎位異常

【取穴】至陰（図H）

【位置】足の小指外側の爪甲角を0.1寸離れたところ。

【操作】①0.5寸の長さの毫針を用い，上に向けて斜刺で0.1〜0.2寸進針する。手法は平補平瀉法で，15分置針する。

②あるいは艾灸を用い，腧穴の位置から1寸ほど離して皮膚に直接施灸せずに温熱感があれば適当な刺激量とする。睡眠前に施灸し，毎回10〜15分温熱灸を施す〔あるいは直接灸を行っても，より効果がある。施灸中に妊婦は胎動を感じることがある。一般に直接灸では1〜2回で正常化する〕。

③あるいはこの腧穴にレーザー光線を照射する。毎日1回10分照射する。一般に3〜5回で胎位は矯正できる。

【考察】至陰は胎位を矯正する効果のあることが臨床実践で証明されている。経産婦は初産婦より効果がある。施術時は，患者は腰帯を緩め

仰臥位がよい。毫針・施灸・レーザー光線の照射も作用機序は基本的には同じである。特殊な治療効果があり，同様の目的を達成できる。胎位異常とはどういう意味か。これは妊娠30週後，経産前の検査で顔位・骨盤位・横位などの異常な胎位が発見されると胎位異常とみなされる。正常胎位とは，出産するときの産道を胎児が通過しやすいように胎児の頭が下になった胎位で，一般に「頭位」と呼ばれている。

西田コメント

至陰への治療時期は，妊娠8カ月ぐらいがよく，胎児の手足が骨盤に固定してしまうと効果は低い。筆者の経験では，本穴に施灸（直接灸）すると身体が温かくなり，施灸中に妊婦は胎動を感じ，また腹壁を通じて胎動を観察できる例もある。非常に速効性があり，成功率は高い。しかし妊娠10カ月近くになり胎児が骨盤に固定してしまうと成功率はぐっと低下する。至陰への施灸の時期はまだ子宮内に羊水の多い妊娠8～9カ月くらいまでで，まだ胎児が産道近くに下降していない時期がよい。胎位異常には本穴のほかにたくさんの腧穴があるが，本穴だけで十分対応できる。

至陰が胎位を矯正する作用機序について

至陰は膀胱経の井穴である。膀胱経は子宮とは直接関係がない。一方，任脈・督脈と衝脈は胞中（子宮）から発生しているので，子宮とは深い関わりをもっている。至陰が胎位を矯正できるメカニズムは下記の経絡の働きと思われる。

①至陰は膀胱経に属し直接的には子宮を通らないが，間接的には督脈を介して子宮に関係している。
　膀胱経は，その走行上，督脈とは長強・命門・身柱・百会などとたびたび交会しながら走行しているので，間接的には生殖器とは関わりをもっていることになる。このような経絡の走行から至陰に刺激することは間接的に子宮の機能を改善することになる。

②至陰は更に膀胱経と表裏関係にある腎経の湧泉穴に走行し，腎経につながっている。腎経はさらに上行して然谷・三陰交を経て長強（督脈）に交会している。

③下腹部での腎経の走行（図38）
長強に達してから下腹部を潜り，前下腹部の腹壁に現れるまでの走行が大切である。長強に達した後は子宮に達し，その後前方の恥骨結合の上際の体表に出て横骨より任脈に並行し，大赫などの諸穴を経て臍傍の肓兪に達している。ここから腹腔内に深く潜行し腎に絡み，さらに再び下方に走って関元・中極を経て膀胱に絡んでいる。腎経は会陰部に達した後，皮膚の表面に現れるまでに子宮に絡み，また子宮にまとっている督脈・任脈と交会しながら走行している。以上のような経絡の走行から，至陰は子宮とは深い結びつきをもっていると考えられるので，至陰に針灸治療を行うと子宮に働きかけると思われる。

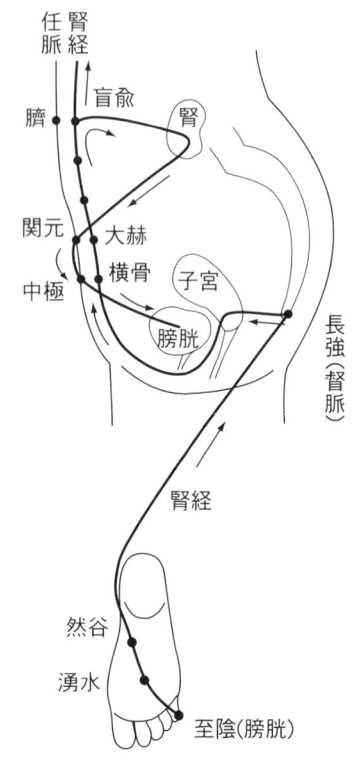

図38　下腹部の腎経の走行図

8 急性乳腺炎

《1方》

【主治】急性乳腺炎
【取穴】肩井（図C）
【位置】大椎と肩峰を結んだ線の中点，肩部の高く盛り上がっているところに取穴する。
【操作】患部側の腧穴を取穴する。毫針を用い，直刺で0.5～0.8寸。瀉法を施す。すばやく捻転し，3～5分強刺激を施す。気胸を起こさないようにするため，雀啄してはならない。
【考察】肩井は足少陽胆経に属し，足陽明胃経と交会するところでもある。肝気鬱結を疏通し，また胃経の積熱を瀉すことができる。
　　　乳癰（乳腺炎）が発病するのは，第一には外因の火毒が体内に侵入する，あるいは幼児の口内の細菌などが侵入するためである。第二には内因であり，肝鬱気滞によって疏泄機能を失調する（疏泄失職）ため，母乳が停滞するのである。
　　　あるいは食事を不摂生にしたり，脂っこい食事を摂りすぎると脾胃は調和がとれなくなり，乳房は胃経に属するため，胃熱が停滞することで母乳が滞る。このように内熱と外邪が互いにからみあって，乳が鬱滞し（蒸腐瘀乳），これが長く続くと膿を生じ，乳癰（乳腺炎）となる。そのため，本穴は特別の効果がある。しかし刺針時，肺を破らないよう，深度や角度に注意が必要である。

《2方》

【主治】乳腺炎
【取穴】背部の阿是穴
【位置】第4胸椎～第7胸椎の両側，毛穴内の陥凹したところ。

【操作】毫針を用い，毛穴の陥凹したところを刺す。患部側が左側であれば右側に刺す。患部が右側であれば左側に刺す。出血しないように刺すと効果がある。

【考察】この治療法は経験によるものである。ここは堆積した熱を外に排泄し（積熱外泄），血脈を通利し，抵抗力を調節する働きがある。このため炎症を抑制することができる。

《3方》

【主治】乳腺炎

【取穴】曲池（図E）

【位置】肘を90度に曲げ，肘の横紋の橈骨側頭のやや外方。

【操作】毫針を用い，直刺で1.5～2寸。すばやく捻転提挿し，強刺激する。針感が患部側の肩部に響くとよい。30分置針する。

【考察】曲池は手陽明大腸経の合穴である。本穴は臓腑を調節し，経気を疎通する作用がある。急性乳腺炎に対しては退熱・消腫・止痛の作用がある。

西田コメント

乳房は足陽明胃経の循行するところなので，同名経の手陽明大腸経の経穴にも効果がある。

《4方》

【主治】急性乳腺炎

【取穴】腕踝針（図E）

【位置】掌側の横紋正中の上2横指のところ。

【操作】毫針を用い，針尖を肘に向けて斜刺する。皮膚にそって1.5寸刺入し，30分置針する。右乳が病んでいる場合は右側の上肢，左乳が病んでいる場合は左側の上肢に取穴する。双方が病んでいる場合は双方に取穴する。多くは瀉法を用いる。

【考察】腕踝針は手厥陰心包経の循行しているところである。乳房は心包経脈の出発点であるので，これが密接に関係している。乳腺炎の多くは毒熱薀結（毒熱を中におしこめて硬結を形成する）によって起こる。「宛陳すれば則ち之を瀉す」（古いものはこれを瀉す）の治療原則による。腕踝針はすなわち清熱解毒・消腫止痛の作用がある。

9　母乳分泌不足

《1方》

【主治】母乳分泌不足
【取穴】乳根（図D）
【位置】乳頭の真下，乳房の下溝の陥凹したところ。乳頭線上で，第5肋間にある。
【操作】毫針を用い，斜刺で0.5寸。補法を用いる。30分置針する。毎日1回治療する。
【考察】母乳分泌不足は，臨床上，虚証と実証の違いがある。実証は乳房の腫脹痛が多く見られ，虚証では乳房は腫れない。したがって，治療に際しては弁証して，実証の者には瀉法を施し，虚証の者には補法を施す。
本穴は胃経の腧穴であり，足陽明胃経は乳の中を通過しており，本経は多気多血である。このため，多くは補法で本穴を刺針すると母乳が多く分泌される。

《2方》

【主治】母乳分泌不足
【取穴】足三里（図G）
【位置】外膝眼の下3寸，脛骨の外側約1横指のところ。

【操作】毫針を用い，直刺する。小刻みに捻転し補法を用いる。30分置針する。毎日1回治療する。
【考察】この方法は虚証の母乳分泌不足の適応される。患者は多くの場合，乳房は腫れず，顔面蒼白で，食べる量は少なく，呼吸は短く，軟便などの症状がある。
　　　　足三里は足陽明胃経の合穴である。胃経は上行して乳にもめぐっている。補法を用いると益気補血し，身体が強壮になる。このため母乳の分泌が多くなる。

《3方》

【主治】母乳分泌不足
【取穴】膻中（図D）
【位置】胸骨上にあり，前胸部の正中線上で，両乳を結ぶ線の交点。
【操作】艾の棒灸で膻中を20分温める。温和灸あるいは直接灸で温めてもよい。
【考察】この方法は虚証の母乳分泌不足に用いる。膻中は八会穴の1つ，気会であり，気の集まるところである。膻中に施灸すると経脈を温通させ，行気活血，虚を補い身体を強める作用があるので，母乳の生産・通乳を助ける。また，近位効果もある。

10　母乳分泌過多

《1方》

【主治】母乳分泌過多
【取穴】足臨泣（図H）
【位置】第4・5中足骨の接合部の前方の陥凹中。
【操作】毫針を用い，直刺で0.5寸。瀉法を施し，20分置針する。

【考察】足臨泣は足少陽胆経の腧穴であり，また八脈交会穴の1つで，帯脈にも通じている。それゆえに十二経脈の気血の調節作用もあり，経絡を疏通する働きもある。そのため母乳の過剰な分泌を減少させ，正常にする。

《2方》

【主治】母乳分泌過多
【取穴】光明（図H）
【位置】足の外踝尖端から真上5寸，脛骨の前縁のところ。
【操作】毫針を用い，直刺で1.5寸。捻転提挿し，針感を強めてから20分置針する。
【考察】光明は足少陽胆経に属し，この経脈の絡穴である。本穴は母乳分泌過多を治すことができ，また経気を疏通し解鬱する作用がある。

> 西田コメント
> このほかに本穴には乳房の腫脹や疼痛，眼部痛などの眼疾患を治す作用がある。

11 更年期障害※

《1方》西田追加方

【主治】更年期障害
【取穴】四満（図D）
【位置】臍下から2寸ほどで，前正中線の両側0.5〜1寸ほどの圧痛硬結点。
【操作】毫針を用い，直刺で1〜1.5寸。捻転し瀉法を用いる。施灸してもよい。また寒邪を伴う場合は灸頭針を行う。硬結の大きい場合は刺絡し抜罐して瘀血を吸引する。

> 西田コメント

　更年期障害は瘀血が原因となっている場合が多く，四満辺りに圧痛硬結を伴った大きな瘀血塊となって現れる。この異常を治してやると，更年期障害をはじめ，大概の婦人病に効果がある。

《2方》西田追加方

【主治】更年期障害
【取穴】長強（図C）
177頁の「閉経」の治療を参照。

12 ｜妊娠悪阻※

《1方》西田追加方[2]

【主治】妊娠悪阻
【取穴】内関（図E）
【位置】手掌側で，手関節内側の横紋の中央から上2寸，長掌筋腱と側手根屈筋腱の間にある。
【操作】患者が食事をする前に刺針する。手掌を上に向けて両側の内関に直刺で0.8～1寸。得気後，両側に10～15回提挿手法を行う。提挿手技中に患者に2～3回深呼吸させる。5分，15分，30分ごとに同じように上述の手技を繰り返す。全体で30分置針する。
【考察】内関は手厥陰心包経の絡穴であり，別支が手少陽三焦経に走る。また八脈交会穴の1つで陰維脈（図6・30頁）の主治穴でもある。陰維脈は脾経とも結びつきが強いので消化器疾患の症状を治めることもできる。内関にはこのような働きがあるので，当然妊娠悪阻の嘔気を治めることができる。

《2方》西田追加方[2)57)]

- 【主治】悪阻・悪心
- 【取穴】中魁穴（図F）
- 【位置】手の中指背側の正中線上で，指を曲げたときの遠位指節関節の高点。
- 【操作】よく消毒した後，軽く手を握って5mmの毫針を用い，直刺で3mm。捻転し得気を得て20分置針する。また3〜7壮施灸してもよい。
- 【考察】経外奇穴である。本穴は悪阻のほかに，食欲不振・悪心・嘔吐にも効果がある。

《3方》西田追加方

- 【主治】悪阻・悪心
- 【取穴】足三里（図G）
- 【位置】犢鼻の下3寸，脛骨から外側に1横指離れた前脛骨筋の上にある。
- 【操作】仰臥位で直刺し，1〜1.5寸刺入し，得気を得て20分置針する。平補平瀉法。
- 【考察】足陽明胃経の合穴である。健脾和胃の作用があり，あらゆる消化管の疾患に効果がある。本穴に中脘・内関・公孫を加味すると更に効果があがる。

《4方》西田追加方

- 【主治】悪阻・悪心
- 【取穴】公孫（図G）
- 【位置】足内側縁，第1中足骨底部の前下縁の陥凹中，肌目。
- 【操作】直刺し，大幅に捻転提挿し強刺激を加える。
- 【考察】公孫は足太陰脾経の滎穴である。脾の働きを健やかにし，腹の機能を調和する（健脾和中）働きがあるので吐き気を止める作用がある。ちなみに，漢方薬では，悪阻には小半夏加茯苓湯が効果がある。

13 不妊症

西田コメント

不妊の大部分は東洋医学からみると冷えによって起こっている。針灸治療とともに温性の食事療法も大事である。

《1方》西田追加方 [56)]

【主治】不妊症

【取穴】臍（神闕）の下両側の圧痛硬結部位（四満・大巨に相当する）

【位置】四満（図D）（腎経）は，臍下から2寸で正中線の両側0.5寸。大巨（図D）（胃経）は臍下から2寸で，両側2寸。取穴方法は，口輪の横の長さを一辺として三角形を作る。その頂点を臍に当てて底辺の二角に取穴する。経穴としては四満また大巨辺りに相当する。取穴に際しては経穴名にこだわることなく，この周辺の最も圧痛硬結のある部位に取穴するとよい。手技は，灸熱がしみわたるまで多壮する。冷えのひどいときには三陰交・命門に施灸，また臍に塩を1cmほどの厚さに敷き，大きめの艾で隔絶灸を繰り返すとよい。命門は第2腰椎棘突起の下。三陰交と命門には施灸する。

【考察】大巨（胃経）は，下腹部で最も大きく隆起しているので大巨の名があり，下腹部に瘀血をもつ婦人には圧痛硬結ができやすい部位である。

命門は温陽補腎・固精壮陽の作用があるので，陽気を温め腎の機能を高めることによって生殖能力を高める。三陰交は足の3つの陰経を通経活絡させる作用があり，生殖機能を亢進する。

冷え性による不妊や流産を繰り返すタイプには当帰芍薬散が効果がある。この処方を用いてこれまで多くの出産を経験した。施灸と併用するとさらに効果があると思われる。

5 泌尿器科疾患

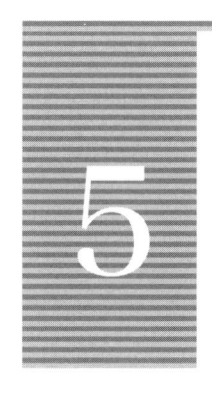

1 腎石痛（尿路結石）

《1方》

【主治】腎石痛
【取穴】止痛穴（図F）
【操作】手背で，第3・4中手骨の間の後方3分の1の陥凹したところ。
【位置】毫針を用い，針尖を前腕の方向に70度の角度で進針する。0.5〜0.6寸ほど進針し，針感が上腕と手指に放散したら，20分置針する。置針中，5分ごとに1回行針する。

西田コメント

本穴は経外奇穴であり，手少陽三焦経の循行上にある。上・中・下焦の気血をめぐらせることにより，不通により起こる痛みを解消できる。

《2方》

【主治】腎石痛
【取穴】承山（図H）

- 【位置】下肢後面，腓腹部で，正中に現れる「人」の字形をした陥凹部。
- 【操作】手を用いて患部側の承山を強く指圧し，またマッサージしてやる。あるいは毫針を用い，直刺し強刺激で，針感を強く感じさせて，速抜する。
- 【考察】承山は足太陽膀胱経の腧穴である。腎石痛に有効なのは，膀胱経と腎経とは表裏関係にあるからである。経気を疏通させ「通ずれば則ち痛まず」の目的を達成することができる。

《3方》

- 【主治】腎石痛
- 【取穴】腕踝針
- 【位置】足の外踝隆起の最高点から，上方3寸。
- 【操作】毫針を用い，針尖を膝関節に向け，皮膚に30度ほどの角度で斜刺する。1.5寸ほどの深さに進針し，針感を上下に放散させる。20分置針する。5分ごとに1回行針する。
- 【考察】この方法は気血を通じさせる働きがある。また相応する部位の血管と筋肉機能を調節することができる。反射的に平滑筋の痙攣と痛みを止めることができる。

［西田コメント］
取穴部位はほぼ絶骨に相当する。

2 遺精

［西田コメント］
昼間や覚醒時に，射精が頻回に，しかも勃起や快感を伴わずに起こる場合は病的遺精であり，射精後疲労感を伴う。

《1方》

【主治】遺精
【取穴】大赫（図D）
【位置】中極の両側で，外側に0.5寸のところ。
【操作】毫針を用い，直刺で1.5寸。小刻みに捻転し20分置針する。毎日1回。
【考察】大赫は足少陰腎経の腧穴で，また衝脈の交会穴でもある。腎気を充満させ，下焦の元気をしっかりと保持する（固摂下元）効果がある。そのため遺精に良い効果がある。

3 急性睾丸炎

《1方》

【主治】急性睾丸炎
【取穴】陽池（図E）
【位置】手関節背部の横紋の中央でやや尺骨側の陥凹したところ。総伸筋腱の尺骨側。
【操作】艾柱灸を用いる。毎日1回，1日に3壮，続けて1週間施灸する。灸の痕が残らなければ患者に受け入れられる。
【考察】陽池は手少陽三焦経の原穴である。原穴は経気が比較的集中している部位である。ここに施灸すると経脈を温通し（温通経脈），気血のめぐりを良くして（行気活血），瘀血を消失させ硬結を散らす（消瘀散結）作用がある。

《2方》

【主治】睾丸墜痛
【取穴】阿是穴

【位置】気海と関元の間
【操作】毫針を用い，会陰溝の3分の1前のところに向けて斜刺する。強刺激で，針感をはっきりと陰嚢および亀頭に感じさせる。置針はしない。双方の睾丸痛の場合には，同様の方法で両方に刺針する。
【考察】本穴は任脈にある。任脈は「陰脈の海」であり，陰経を主導し，気血を調節する働きがある。また睾丸の近くの腧穴でもある。そのため近位効果もあり，比較的良い効果が得られる。

《3方》西田追加方

【主治】睾丸炎
【取穴】腸遺
【位置】中極（図D）の両側2.5寸。中極は腹部正中線上で臍下4寸，恥骨結合の上縁の上1寸のところ。
【操作】毫針を用い，直刺で0.5〜1寸。針の響きは下方に引っ張られる感覚が起こる。3〜7壮，施灸してもよい。
【考察】中極は任脈の腧穴である。腸遺には中極に似た効果があり，調経・利膀胱・理下焦・補腎調気の効果がある。睾丸炎・陰経痛・卵巣炎や月経不順のほか，便秘にもよい。

4 前立腺炎

《1方》

【主治】前立腺炎
【取穴】会陰穴（図D）と肛門の中点
【位置】会陰穴（前陰と肛門の中間）と肛門の中点の過敏点。
【操作】毫針を用い，直刺で1.5寸。提挿し針感を探し，小刻みに捻転する。多くは瀉法を用いる。20分置針し，その間2〜3回行針する。毎

日1回刺針する。
【考察】本法は経験による取穴である。その治療機序は「近くの穴はその局部と周囲組織，器官の疾患を治療する」からである。つまり近位効果がある。

《2方》西田追加方

【主治】前立腺炎
【取穴】会陰（図D）
【位置】前陰と肛門の中間
【操作】刺針するときの体位は，横臥位になり会陰部を露出して刺針すると羞心を少なくすることができる。毫針を用い，直刺で1.5寸。提挿し針感を探し，小刻みに捻転する。瀉法を用い針感が尿道に響くと，20分置針し，その間2～3回行針する。毎日1回刺針する。
【考察】会陰は，胞中から起こった任脈・衝脈・督脈の体表循行の起点となっている。本穴に刺針することにより胞中（生殖器に属する子宮や前立腺）を刺激することができる。第1方と同様，会陰穴に刺針しても効果は変わらない。長年の慢性前立腺炎にもよい効果がある。

5 ｜ 尿閉症（排尿障害）

《1方》

【主治】中風に合併した尿閉症
【取穴】石門（図D）
【位置】下腹部の前正中線で，臍下2寸。
【操作】患者を仰臥位にし，3寸の毫針を用いて下に向けて斜刺する。進針の深さは2寸ほどで，瀉法を用いる。少腹を上から下に向けて圧迫してやると小便がただちに出る。

【考察】石門は任脈に属する。任脈は「陰脈の海」である。陰経を主導し，気血を調節する機能があるので，尿閉症に対して有効である。女性にこの腧穴を用いると不妊になると言う人があるが，これは更に研究しその結果を待たなければならない。

《2方》

【主治】排尿障害
【取穴】関元（図D）
【位置】前正中線で，臍下3寸のところ。
【操作】毫針を用い，直刺で1.5寸。得気を得て針感を陰部に放散させ，10分置針する。
【考察】関元は足三陰経と任脈の交会穴である。刺針方法は補瀉の手技によって効果が異なる。尿が不通のときには，瀉法で刺針すると邪を瀉すことができ，開閤作用を蘇らせる。尿失禁あるいは遺尿のときには刺針は補法を施す。虚を補って膀胱の閉まりをよくする作用がある。このように本穴には双方向性の作用がある。

《3方》

【主治】尿貯留
【取穴】人中（図A）
【位置】唇の上，人中溝の正中線で，上3分の1のところ。
【操作】毫針を用い，上に向かって斜刺で0.3～0.8寸。強刺激。
【考察】人中は督脈の腧穴である。督脈は脊椎の中を走行している。そのため督脈を通調し，通陽化気の働きがあり，また竅（あな）を開く働きもある。このため尿貯留にも極めて効果がある。

西田コメント

刺針すると目が潤むか，涙が出ると効果がある。痛みやすいところなのでゆっくりと刺激する。なお督脈は任脈と同じく，胞中か

ら起こり源は同じである。督脈上の腧穴に刺針することにより任脈に属する膀胱の異常を治すことができる。

6 尿失禁（尿漏れ）※

《1方》西田追加方

- 【主治】尿失禁
- 【取穴】秩辺（図C）
- 【位置】仙骨管裂孔（腰兪）の両外側3寸。
- 【操作】肛門，または会陰に向けて70～80度内方に向け2寸ほど斜刺する。肛門または尿道に響きが得られれば効果がある。もし響きが得られなければ，一度針を皮下に引き上げて方向を変えて再び刺入するとよい。
- 【考察】秩辺は足太陽膀胱経の腧穴である。膀胱経に属しているので当然排尿困難や排尿痛など膀胱の異常に効果がある。

西田コメント

本穴は坐骨神経痛の治療にも用いられるが，坐骨神経痛の治療には直刺し，下肢に響きを求めると効果がある。治療目的により刺針する方向を変えることは大事である。

《2方》西田追加方

- 【主治】尿失禁
- 【取穴】中極（図D）
- 【位置】腹部の正中線上，恥骨結合の上縁の上1寸のところ。
- 【操作】会陰に向けて45度下方に向けて斜刺で1～1.5寸斜刺する。捻転して瀉法を施す。尿道に響きが得られればよい効果が得られる。
- 【考察】任脈の腧穴である。任脈は胞中から起始しているので，利膀胱・理

下焦の効果がある。

《3方》西田追加方

- 【主治】尿失禁
- 【取穴】長強（図C）
- 【位置】尾骶骨先端の下方の陥凹中にある。肛門神経・肛門静脈叢が分布している。
- 【操作】患者の体位は伏臥位で膝を立てて前屈した姿勢にする。上に向けて斜刺し尾骶骨の前縁にピッタリと這わすようにゆっくり1～1.2寸ほど刺入する。一般に肛門や前陰，下腹部に針感は放散する。
- 【考察】長強は督脈の絡穴であり，また本穴は督脈と足少陰腎経，足少陽胆経との交会穴でもある。本穴には熱を冷まし余分な湿を除去し（清熱利湿），膀胱や生殖器などの下焦を正常に調節する（調理下焦）作用がある。本穴は尿失禁の他に脱肛や痔痛，子宮疾患にも効果がある。

7　会陰部痛

《1方》

- 【主治】会陰部痛
- 【取穴】会陰点（図F）
- 【位置】手小指先端の橈骨側，指関節の赤白肉際の外側のところ。
- 【操作】毫針を用い，平針で0.5寸。瀉法を施す。20分置針，5分ごとに1回行針する。
- 【考察】経外奇穴である。

　西田コメント

本穴は刺絡が特に効果がある。

《2方》

【主治】会陰部痛
【取穴】大赫（図D）
【位置】横骨の1寸上，中極の両側0.5寸外側のところ。
【操作】毫針を用い，直刺で1.5寸，小刻みに捻転し，20分置針する。毎日1回刺針する。
【考察】大赫は足少陰腎経の腧穴で，衝脈の交会穴でもある。衝脈は「血の海」とされており，精気を化生させることができる。また本穴は，陰部の近くにあるので，局部の体表あるいは近辺の内臓疾患を治すことができる。

《3方》西田追加方

【主治】会陰部痛
【位置】会陰（図D）
【取穴】会陰部で，肛門と前陰（男性は陰嚢，女性は大陰唇交連）との中間。
【操作】毫針を用い，直刺で1～1.5寸，捻転提揷すると尿道または肛門に響きが得られる。20分置針する。
【考察】任脈は会陰から起こっている。また任脈は胞中から起始しているので，膀胱や生殖器には効果がある。また近位効果もある。

西田コメント

本穴が会陰部痛には最も確実に効果がある。

《4方》西田追加方

【主治】会陰部痛
【位置】中極（図D）
【取穴】腹部の正中線上で，臍下4寸，恥骨結合の上縁で，上1寸のところ。
【操作】毫針を用い，直刺で1～1.5寸。針感は下方の会陰部に響き，尿道，

肛門に響けばよしとする。

【考察】中極は任脈の腧穴であり，足太陽経の募穴である。また足の三陰（腎経・脾経・肝経）が任脈と会合するところでもある。ここに取穴すると足の三陰経の治療もできる。会陰は陰経の絡むところであるため会陰部痛を治すことができる。

8 脱肛

《1方》

【主治】小児の脱肛
【取穴】百会（図A）
【位置】頭頂の正中線と，両耳の先端を結んだ線の交叉するところ。
【操作】生姜を用いた隔絶灸を行う。新鮮な生姜を硬貨の厚さにスライスし，数箇所に針で小さな孔を開けて百会に貼る。その上に艾柱を置いて生姜の上で燃焼させる。患者が熱さを感じたら，更にもう1個施灸する。一般に3〜5壮することになる。
【考察】百会は督脈の要穴である。督脈は「一身の陽」を監督しており，肛門から発する任脈にもつながっている。生姜を用いて間接的に隔姜灸を行うことによって，温通経絡・行気活血・祛湿逐寒・昇陽固脱の作用がある。

《2方》

【主治】脱肛
【取穴】長強（図C）
【位置】尾骨尖端の下0.5寸のところ。
【操作】毫針を用い，上に向けて斜刺で1寸。補法を用いる。慢提緊挿補法を用い，往復3回，20分置針し，2日に1回刺針する。

【考察】長強は督脈の絡穴であり，任脈にも別絡が走行している。督脈は「一身の陽」を監督しているので，陽気を上昇させ脱肛するのを固定させる（昇陽固脱）作用があり，肛門の締まりを強めることができる。

《3方》

【主治】脱肛
【取穴】腰部の膀胱経上の圧痛点
【位置】第3腰椎から第2仙骨の間，脊柱の中線から両側1.5寸のところの縦線上で，圧痛の顕著な一点を選ぶ。
【操作】三稜針を用い，縦線上の任意に選穴した一点を刺絡する。

9 睾丸痛※

《1方》西田追加方[55]

【主治】睾丸痛
【取穴】阿是穴
【位置】内股の長内転筋の股の付け根を指圧すると飛び上がるほど痛むところ。
【操作】毫針を用い，ここに一針すると速効性がある。
【考察】足陰経の三経筋（足太陰経筋・足少陰経筋・足厥陰経筋）は，生殖器に結んでいる。生殖器（睾丸）が病むと内転筋も病み，経筋病巣（圧痛硬結）ができる。ここに刺針すると生殖器を治すことができる。

《2方》西田追加方[55]

【主治】睾丸痛

【取穴】足五里（図D）
【位置】足五里は気衝（胃経）の下3寸，長内転筋（図39）の外縁。気衝は曲骨（恥骨結合の中央）の両側2寸，鼠径溝の上方，大腿動脈の内側のところ。つまり足五里は恥骨結合の中央から両側2寸，更に下方に3寸下の圧痛点に取穴する。
【操作】直刺で1～2寸，捻転し瀉法を行い陰部に響かせる。
【考察】足五里は肝経の腧穴であり，睾丸痛・排尿困難・下腹部膨満感などに効果がある。

西田コメント

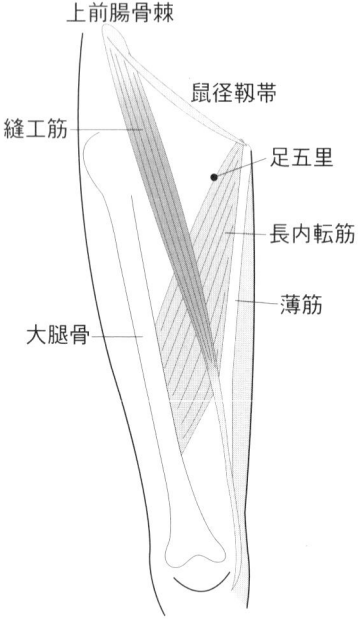

足五里は手五里（大腸経）に相対している。

図39 大腿部の浅層と中層の筋肉（右足前方）

6　小児科疾患

西田コメント

一般に小児の病気には，身柱と命門に小児針やマッサージなどで発赤する程度に軽い刺激を与えてやると治りやすい。ここで紹介する治療法と併用するとよい。

1　小児の痙攣（ひきつけ）

《1方》

【主治】小児痙攣
【取穴】合谷（図E）
【位置】手の拇指と示指を伸ばしたときできる，第1と第2中手骨との中間で，やや示指寄りのところ。
【操作】毫針を用い，直刺で0.5寸。小刻みに提挿捻転し，針感を強めた後，抜針する。
【考察】合谷は手陽明大腸経の原穴である。「原」とは本源のことであり，原気の意味である。原穴は臓腑の原気が通過し，また留まる部位でもある。小児の痙攣の多くは季節の邪気を感受し，容易に熱と化し，熱が極まって痰と風を生じたことによる。合谷に刺針すれば，熱を冷まし（清熱），内風を治め（熄風），痙攣を鎮静する（鎮痙）作用がある。

《2方》

【主治】小児痙攣
【取穴】印堂（図A）
【位置】眉間中の陥凹したところ。
【操作】毫針を用い，斜刺あるいは直刺で0.1～0.2寸。提挿捻転し抜針する。灸は5壮行う。
【考察】この腧穴は督脈の線上にあるが，経外奇穴である。風邪をなくし熱を冷まし（疏風清熱），内風を治めて痙攣を鎮静させる（熄風鎮痙）効果がある。この効果は実践によって証明されている。外感の痙攣に対しては比較的効果がある。

2 ｜ 夜泣き

《1方》

【主治】夜泣き
【取穴】中衝（図E）
【位置】手の中指尖端の中央，指甲から0.1寸ほど離れたところに取穴する。
【操作】三稜針を用いて点刺し出血させる。
【考察】小児が急にひどく恐れて，夜間突然に泣き出す。異常に見えるほどしきりに泣き，精神が不安定であり，睡眠中に驚きやすい。本法は手厥陰心包経の井穴に点刺し出血させる治療法で，精神を安定させる効果があり，夜泣きが止まる作用がある。

《2方》

【主治】夜泣き
【取穴】印堂（図A）

【位置】顔面の両眉頭を結んだ線の中央点。

【操作】30号1寸の毫針を用い刺入する。平補平瀉法を施し，捻転し置針はしない。出血を予防するため抜針時に綿球で圧迫する。一般に1〜2回で治癒する。

【考察】印堂は経外奇穴である。本方は実践によって既に証明されており，驚きによって引き起こされた夜泣きに効果がある。照明が明るいと泣き声が更に激しくなり，顔面も唇も紅い・煩躁不安など，心経の積熱のために起こっているものにも同様に効果がある。

先人は，顔面部には臓腑が投影されていると考えていたが，これによると印堂は肺心の区域であり，清心・瀉火・安神の効果がある。

西田コメント

印堂から鼻根まで透針してもよい。印堂は督脈の循行上にあるので，脳にも作用すると考えられる。

3 | 鵞口瘡（口腔カンジダ）

西田コメント

カンジダによる口腔内感染で，乳児に多く見られる。症状は頬粘膜・舌・口蓋に白い乳状のものが付着し痛みを伴い，ひどい場合は鵞鳥の口のように腫れあがることから，この名がある。

《1方》

【主治】鵞口瘡
【取穴】地倉（図A）
【位置】口角の外側の両側0.4寸のところ。
【操作】毫針を用い，口に向けて斜刺で0.2〜0.3寸。5分置針する。毎日1回。

西田コメント

多くは心・脾に邪毒（カンジダ）が蓄積して上方の口や舌を燻し

発病する。迷わず地倉に取穴するとよい。地倉は足陽明胃経と手陽明大腸経の交会穴であり，また陽蹻脈の会でもあるので，脾胃の積熱を排泄する（清泄脾胃積熱）働きがある。同時に口唇付近の腧穴は，「その付近の部位や器官の疾患を治す」という特徴があり，近位効果がある。そのため，口にできたでき物を治すことができる。

本方は成人の口唇ヘルペスにも応用でき，長年再発する例にも著効がある。本穴のほかに口唇付近の腧穴としては，承漿・人中，また遠位治療として，手陽明大腸経の合谷と，足陽明胃経の足三里に刺針すると効果は高まる。

4 流涎症（唾液分泌過多症・よだれ症）

《1方》

【主治】小児流涎症
【取穴】地倉から頬車（図A）に透針
【位置】地倉は口角外側両側に開いた0.4寸のところ。
【操作】毫針を用い，地倉から平刺して頬車に向けて進針し，頬車に達する。小刻みに捻転した後，抜針する。毎日1回治療する。

西田コメント

頬車（胃経）は，下顎角の前上方1横指のところにある。咬筋の付着部で，歯を強く食いしばると筋肉が盛り上がるところ。地倉は，手足の陽明経と任脈，陽蹻脈の交会穴である。胃経は口・上歯に絡み，大腸経は口・下歯に絡んでいるので，口中の異常を改善することができる。

《2方》

【主治】流涎症
【取穴】廉泉（図A）
【位置】喉頭隆起の上方，舌骨の下縁の陥凹部に取穴する。
【操作】毫針を用い，やや上に向けて斜刺で0.5寸。小刻みに捻転した後，抜針する。毎日1回治療する。
【考察】廉泉は任脈と陰維脈の会である。益脾運湿・交通陰陽の作用がある。

5 小児の言語発達の遅れ

> 西田コメント
>
> 一般に正常では，乳児は1～2歳から簡単な2語文を表出できる。4～5歳になると次第に抽象的な用語を表出できるようになる。個人差はあるが，1歳後半での有意語，3歳での2語文表出の遅れは，精神発達上のリスクが高くなる。

《1方》

【主治】小児の言語発達の遅れ
【取穴】心兪（図C）
【位置】第5・6胸椎の棘突起間から両側1.5寸離れたところ。
【操作】毫針を用い，浅刺し，補法を用いる。毎日1回治療する。あるいは棒灸で温める。毎日1回治療する。5～10分施灸する。
【考察】小児発語の遅れは発音障害に属する。成長不良の疾患であり，多くは心気不足や神竅不利によって起こる。それゆえ，年齢がすでに達しているのに言語不能か，あるいは話しているがはっきりした言葉にならない。

> 西田コメント

心兪は心気を補い（補心益気），心経の流れをよくし（疏通心絡），心を穏やかにして安心させる（寧心安神）効果があるので，小児の発語の遅れに効果が得られる。もちろん，重大な原因がある場合は本方の適応にはならない。

6　小児拒食症

《1方》

【主治】小児拒食症
【取穴】新四縫（図F）
【位置】手足の双方の拇指で，掌面の横紋の中央。「手二縫」「足二縫」ともいう。
【操作】まず手二縫に取穴した後，足二縫に取穴する。原則として男の子は左，女の子は右に取穴する。三稜針を用い，点刺した後，少量の黄白色の液体を絞り出す。毎日1回治療する。

> 西田コメント

「縫」とは指関節横紋を指す。奇穴の四縫（図F）に似た効果がある。経外奇穴で小児消化不良・小児ヒステリーなどに効果がある。なお，四縫は手掌側の示・中・薬・小指の4指の近位指節間の関節横紋の中央にある。

《2方》

【主治】小児拒食症
【取穴】承漿（図A）
【位置】唇の下，オトガイ唇溝の正中の陥凹したところ。
【操作】毫針を用い，0.3～0.5寸刺入する。すばやく刺入し置針はしない。

7 疳積

西田コメント

幼児の慢性胃腸病・栄養失調や甘いものの食べすぎから起こり，身体が痩せて腹が腫れる。「疳」は子供の慢性胃腸病。癇癪は神経過敏で怒りっぽいことをいう。

《1方》

【主治】疳積
【取穴】四縫穴（図F）
【位置】示・中・薬・小指の4指の中節の真ん中。
【操作】三稜針，あるいは毫針を用い，0.1寸ほど刺針する。刺針後，手から黄白色の粘液を絞り出す。毎日1回治療する。刺針後黄白色の粘液が出なくなったら中止する。
【考察】小児の疳積は脾胃失調が主な原因である。いわゆる「疳」は，第一に「疳者甘也」といい，これは甘いものを多食するからである。第二に「疳者干也」といい，これは広く一般に全身が痩せ，皮膚が干からびる，気血津液が不足している状態を指している。「胃腸疾患の者は痩せて乾燥する」といわれる。
本症には四縫に刺針する。四縫は経外奇穴であり，手三陰経の通過するところである。ここは解熱除煩や，百脈を通じさせ臓腑を調和する働きがある。このため疳積に特殊な効果があり，伝統的に常用されている。

8 流行性耳下腺炎

《1方》西田追加方

【主治】耳下腺炎
【取穴】翳風（図A）
【位置】耳垂の後ろで，下顎骨と乳様突起との間にある陥凹部。
【操作】毫針を用い，患部側を刺す。捻転進針した後，瀉法を用いる。深さは0.3～0.5寸，5分置針する（成人の場合は20分置針）。
【考察】翳風は風熱を散じ，耳の竅を通し，経絡を通じさせる作用がある。また耳下腺に近いので近位効果もある。

《2方》

【主治】流行性耳下腺炎
【取穴】角孫（図A）
【位置】耳の先端の上で，髪の生え際のところ。
【操作】患部側の角孫を取穴する。2寸ほどの灯芯1本を用い，ナタネ油を1寸浸けて点火する。この取穴にすばやく点灸し，すばやく離す。はっきりと爆発音を聞くと効果がある。一般に1回の治療で治癒する。
【考察】これは灯光焼法で，長年にわたり伝承されている。本疾患に対しては確実によい効果がある。角孫は手足の少陽，手太陽の交会穴であり，清熱解毒・疏通経絡の効果があるので治療することができる。

　西田コメント
　　取穴は，耳を前方に折り，耳先端の真上の髪の生え際に取る。

《3方》

【主治】流行性耳下腺炎

【取穴】耳穴耳下腺点（図Ⅰ）
【位置】耳穴の腎と小腸の中点。
【操作】マッチを用いて，耳下腺の刺激点を点焼する。すばやく行うことが重要で，皮膚に触れればすぐに離す。
【考察】この方法は灯光焼法である。古くは「神火」と呼ばれてきた。清熱解毒作用がある。この治療法は動作が迅速ですばやく，しかも確実でなくてはならない。

《4方》

【主治】耳下腺炎
【取穴】少商（図E）
【位置】手の拇指の橈骨側で爪甲角0.1寸ほどのところ。
【操作】灯芯をナタネ油に浸して少商を点焼する。左側の耳下腺炎には右側，右側の耳下腺炎には左側を焼く。
【考察】これは灯光焼法である。この手法は迅速でなければならない。皮膚に触れればすぐに離さなければならない。

9 小児咳嗽

《1方》

【主治】小児咳嗽
【取穴】大椎（図C）
【位置】第7頸椎と第1胸椎の棘突起の間。
【操作】まず三稜針で大椎を刺す。ついでその周囲の上下左右に刺し，わずかに出血させるとよい。その後，刺絡した部位に直径5cmの吸い玉で，10分ほど抜罐する。2日に1回治療する。
【考察】大椎は，「諸陽の会」であり，清熱解表の作用がある。また点刺し

抜罐することによって気血がスムーズに流れ，営衛のめぐりをよくする効果がある。そのため風邪を取り去り，寒邪を散らし，肺の宣散作用を働かせる（袪風・散寒・宣肺）などの作用がある。ただこの方法は嬰児・幼児には適さない。

10 ｜ 百日咳

西田コメント

百日咳菌によって起こる急性の気道感染症で長期間持続する咳嗽発作を特徴とする疾患。

《1方》

【主治】百日咳
【取穴】承山（図H）
【位置】力を入れて足を伸ばすと下腿の後面正中に現れる「人」の字形の陥凹したところ。
【操作】毫針を用い，捻転しながら刺入する。中等度に刺激し，下方に針感が放散するように操作する。
【考察】承山は足太陽膀胱経の腧穴である。風邪を体表から排除し（疏風解表），気管の痙攣を取り去り咳を止める（解痙止咳）作用がある。

《2方》

【主治】百日咳
【取穴】百会（図A）
【位置】頭頂にあり，頭部正中線と両耳尖端を結ぶ線との交差点。
【操作】毫針を用い，百会から後方に向けて皮膚にそって皮下に0.3寸横刺する。局所に脹満感を生じさせ，針をゆっくり進針し，またゆっく

り引き出す。これを繰り返し30分置針する。
【考察】百会は督脈の要穴である。督脈は脳に通じ，脊髄にもめぐっている。そのため，陽気を昇らせ内風を抑える（昇陽熄風），脳の働きを覚醒し閉塞していた五官の竅を開く（醒脳開竅）作用がある。

《3方》

【主治】百日咳
【取穴】少商（図E）
【位置】手の拇指の橈骨側の爪甲角から0.1寸ほど離れたところ。
【操作】三稜針を用いて，点刺し出血させる。2日に1回治療する。一般に1～2回で治癒する。重傷者は数回続けて刺針する必要がある。
【考察】百日咳は呼吸気道の伝染病である。その症状は特徴があり，まず咳き込み，日中は軽く夜間は激しくなる。はなはだしいときは陳旧性痙攣性の咳嗽になる。咳の後，独特な吸気性吠声があり，あたかも鶏が鳴く声が反響するようであり，最後は痰沫を吐き出して止まる。少商は手太陰肺経に属し，肺熱を冷まし咽喉を順調にする（清肺利咽）作用がある。三稜針で点刺し出血させると，五官の竅を開き熱を排泄し（開竅泄熱），血流をよくし瘀血を取り去り（活血化瘀），経絡の流れをよくする（疏通経絡）効果がある。そのため百日咳に顕著な効果がある。

《4方》

【主治】百日咳
【取穴】四縫穴（図F）
【位置】示・中・薬・小指の4指の掌面で，近位指節間関節横紋の中点で全部で8穴。
【操作】毫針を用い，四縫を刺す。毎日1回あるいは2日に1回治療する。
【考察】四縫は経外奇穴である。手三陰経の通過するところである。ここに

刺針すると，すべての脈が滞りなく通じ（通暢百脈），臓腑を調和し，炎症を消し痙攣を解いて（消炎解痙），咳を除き痰を取り除く（除咳化痰）作用がある。これらの効果によって百日咳を治療できる。

《5方》

- 【主治】百日咳
- 【取穴】身柱（図C）
- 【位置】第3胸椎棘突起の下。
- 【操作】直径1.6寸の吸い玉を用いて身柱の中心から抜罐する。
- 【考察】身柱は督脈の腧穴である。抜罐後，気血の流れは促進され，営衛の流れはスムーズになり（営衛運行），祛風・散寒・止痛の作用がある。そのため百日咳に顕著な効果がある。

11 小児下痢

《1方》

- 【主治】小児下痢
- 【取穴】大腸兪（図C）
- 【位置】第4腰椎棘突起の下，両側1.5寸離れたところ。
- 【操作】直径5cmの吸い玉を用いて，大腸兪の上から抜罐する。左右を吸引し，毎回10分，毎日1回治療する。
- 【考察】この方法は気血が暢やかに流れ（気血流暢），体内をめぐる営気と体表を守る衛気が順調に流れ（営衛運行），祛風・散寒・止瀉の作用がある。

 西田コメント

抜罐療法は痛みもなく，子供など刺針を怖がる人には受け入れられやすい。下痢や咳には簡単な手技であるが効果がある。

《2方》

【主治】嬰児の下痢
【取穴】長強（図C）
【位置】背部の正中線で，尾骨の尖端の下0.5寸のところ。
【操作】患者を俯臥位にし，毫針を用いて，尾骨の前縁にそって直腸の間に進針する。0.5～0.8寸ほど刺入する。このとき，肛門周囲に脹満痛あるいは収縮感があれば抜針する。
【考察】長強は督脈に属する。督脈の絡穴でここから任脈に別走する。そのため陽気を全身にめぐらし寒邪を散らす（通陽散寒），腸を丈夫にし下痢を止める（固腸止瀉）作用がある。なおこの腧穴に刺針するとき，厳重に消毒し，また刺針方向にも注意を要する。

《3方》

【主治】小児下痢
【取穴】神闕（臍・図D）の下縁
【位置】臍の下縁で，正中線上。
【操作】毫針を用い，直刺で0.6～0.8寸。平補平瀉法で，置針はしない。発熱がある者には曲池，嘔吐がある者には内関，腹部が張る者には足三里を配穴する。
【考察】神闕は脾のもつ運行作用を健全にし脾の陽気を強め（健運脾陽），胃腸の働きを調和し（和胃理腸），腸の働きを調和することによって下痢を止める（理腸止瀉）作用がある。

《4方》

【主治】小児下痢
【取穴】新四縫（図F）
【位置】手足の拇指（趾）の掌面の横紋の中点。

【操作】男の子は左側,女の子は右側に取穴するのが原則であり,まず左側を取穴するのか,右側を取穴するのかを区別する。三稜針を用いて,まず足の2つの新四縫に刺す。その後,手の新四縫を取る。刺針後,少量の黄白色の液体を絞り出す。毎日1回。

▎西田コメント▎

経験による経外奇穴である。

《5方》

【主治】小児下痢
【取穴】阿是穴
【位置】足の外踝の最高点の真下,赤白肉際の交わるところ。申脈の真下に相当する。
【操作】毫針を用い,浅刺する。平補平瀉法を用いる。あるいは棒灸で両側を温める。各15分施灸する。毎日2回施灸する。
【考察】小児下痢は,一般的に多くは外邪を感受し,飲食物の不摂生(内傷飲食)や,消化管の虚弱(脾胃虚弱)によって起こる。その主な病変部位は脾胃にあり,大便回数は多く,大便も軟らかくあるいは水様であるのが主な症状である。

本方の刺針や施灸は各種の下痢にも有効である。施灸は経絡を舒(のび)やかにし,血行を暢(のび)やかにし,また病邪を取り去り,消化管を調節し,湿邪を取り除く(袪邪調脾化湿)働きがある。

《6方》

【主治】嬰児の下痢
【取穴】魚尾穴(図B)
【位置】目の外側で,外眼角の外方0.1寸のところ。
【操作】毫針を用い,0.1〜0.2寸と浅く斜刺する。小刻みに提挿捻転する。

> **西田コメント**
> 経外奇穴である。別名は内瞳子髎ともいわれる。本穴は下痢のほかに，すべての眼科疾患に効果がある。

12 小児の遺尿症（夜尿症）

> **西田コメント**
> 遺尿は3〜12歳の児童が睡眠中に寝小便すること。個人差がある。

《1方》

【主治】小児の遺尿症
【取穴】遺尿点（図F）
【位置】手の小指の末関節内側の横紋中点。
【操作】0.5寸の毫針を用い，直刺する。軽く捻転し，局部に痺れ感・張った感じを起こし掌部に放散させるとよい。2日に1回刺針する。10回を1クールとする。
【考察】遺尿は3〜12歳の児童が睡眠中に寝小便することで，数日に1回あるいは毎晩数回のときもある。本方は遺尿に対する経験穴の1つである。

《2方》

【主治】遺尿
【取穴】関元（図D）
【位置】腹部の前正中線で，臍下3寸。
【操作】毫針を用い，関元に直刺で1寸ほど。進針後，提挿捻転をゆっくり均等に行い，針感が外生殖器に放散するように操作する。20分置針する。2日に1回刺針する。また温和灸で5〜10分施灸しても

よい。

【考察】関元は足三陰経と任脈の交会穴である。腎を補い膀胱を堅固にし，いわゆる睡眠中の遺尿，多くは一晩に数回ある者で，顔面は蒼白，四肢は冷え，寒がりで，下肢は無力，腰部や腿部は重だるい，下半身に虚寒がみられる者に著効がある。

《3方》

【主治】小児遺尿
【取穴】気海（図D）
【位置】臍下1.5寸のところ。
【操作】毫針を用い，直刺で0.4〜0.5寸。ゆっくり進針し，少し捻転して得気を得た後，小刻みに行針する。局部に重い脹満感が得られ，外生殖器に針感が伝われば，抜針後，針孔を軽く押してやる。これは補法の1つである。
【考察】気海は任脈の腧穴である。補腎強身の効果があり，元気真陽を昇らせるので，遺尿に対して有効である。本穴および下腹部の腧穴に刺針するとき，適当な刺針方向と，角度と深度を把握し誤って膀胱などの器官を傷づけないようにしなければならない。

　西田コメント

誤って膀胱などの器官を傷つけないためには，刺針前に排尿させることが重要である。

《4方》

【主治】夜尿症
【取穴】腎兪（図C）
【位置】第2腰椎棘突起の下，両側に1.5寸のところ。
【操作】毫針を用い，腎兪に直刺する。軽く刺激し，得気を得てから抜針する。置針はしない。

【考察】腎兪は足太陽膀胱経の兪穴である。本穴で遺尿を治療すると，腎気は充満し，下半身の元気を保持し，膀胱の働きを奮い起こす作用がある。

《5方》

【主治】遺尿症
【取穴】箕門(きもん)（図G）
【位置】血海の上6寸のところ。
【操作】毫針を用い，進針後，1寸ほど提挿捻転する。針をゆっくり引き出し，ついで針を強く刺入する補法（慢提緊按）を往復3回行い，30分置針する。
【考察】箕門は足太陰脾経の腧穴であるが，この使用法は経験穴である。

[西田コメント]
本穴は膀胱などの下焦の調節をする（調理下焦）作用がある。

《6方》

【主治】遺尿症
【取穴】百会（図A）
【位置】頭頂にある。正中線と両耳を結んだ線との交点。
【操作】毫針を用い，この腧穴に前向きに皮膚にそって刺入する。平補平瀉法で，20分置針する。毎日1回治療する。
【考察】百会は督脈の要穴である。督脈は「一身の陽」を監督し，脳に通じている。そのため，百会に刺針すると脾腎の陽気を補い温めることができる。また膀胱の固摂機能を強化し，患者が夜間に目を覚ましやすくして，寝小便の予防ができる。脾肺の気虚や，下腹部の陽虚で冷えがある状態（下元虚寒）に対して効果がある。

7 眼科疾患

1 眼疾患全般※

《1方》西田追加方[8]

【主治】眼疾患全般
【取穴】風池（図A）
【位置】項部で枕骨の下，風府の両側で胸鎖乳突筋と僧帽筋の上端の間の陥凹部。顎をわずかに上げると陥凹するところ。別の取穴方法では，乳様突起の後方に小隆起（後頭顆）があり，その隆起は三角形で先端が下方に向いているが，その下のくぼみを指圧して周囲に響くところ。
【操作】刺針するときの患者の体位は，側臥位にして，全身の力を抜かせる。針尖を鼻先に向け，あるいは反対側の目に向けて斜刺で0.8〜1寸。三角形の小隆起の下を針尖が通過する。側頭部あるいは眼底に響きがあれば効果がある。側頭部に響くだけで十分効果はある。
【考察】風池は胆経の腧穴である。本穴は風邪を疏通して排除し熱を取る（疏風解熱）作用のほか，目をはっきり見えるようにし閉ざされた竅を開く（明目開竅）働きがある。症状としては，目の奥が痛い・目がゴロゴする・結膜の充血など，眼症状を改善する。このほかに

鼻疾患・頭痛にも効果があり，精神安定作用もある。

《2方》西田追加方[2]

【主治】眼疾患全般
【取穴】四穴八針（承泣・太陽・攢竹・風池）
【操作】平補平瀉法を行い，通常は提挿を行わず，置針時にも捻針しない。承泣（図A）には0.5〜1寸，太陽（図A）は0.3〜0.5寸，攢竹（図B）は眉毛の端から下に向け皮下に0.3〜0.5寸，風池（図A）は0.5〜1寸刺入する。置針は30〜45分，12回を1クールとする。抜針はゆっくりと行い，抜針後，施術部位を消毒し3〜5分圧迫する。
【考察】本方の適応は，急性結膜炎・羞明（光にまぶしがる）・角膜炎・眼精疲労・迎風流涙（風があたると涙がでる）・視神経炎・視乳頭炎・早期の白内障網膜炎などである。四穴八針に配穴して，上星・百会を加えるとさらに効果は高まる。

《3方》西田追加方[6]

【主治】眼疾患全般
【取穴】耳尖穴（図Ⅰ）
【位置】耳輪の最尖端，耳朶(みみたぶ)を前に折って，その尖端に取穴する。
【操作】三稜針を用いて放血する。両側の耳をよく消毒した後，三稜針で1〜2mmすばやく刺絡する。その後血液を数滴絞り出す。刺針孔を綿球で圧迫する。毎日1回治療する。
【考察】『霊枢』口問篇には「耳はすべての経脈が集まるところである」とあり，耳と経絡関係が密接なことを説明している。『霊枢』経脈篇では，手足の三陽経脈は均しく耳に分布している。手太陽小腸経は耳の中に入る。手陽明絡脈は耳の中に入りすべての経脈に合する。手足の少陽はみな耳後から耳の中に入り，耳前に出て客主人の前を過ぎる。足陽明胃経は頬車をめぐって，耳前に上行する。足太陽膀

胱経は頭頂から，耳上角に至る。六陰経の脈は耳部まで完全には上行していないが，陰経の経別は本経から分かれ出た後に本経に帰らず表裏関係の陽経に連結しているため陽経の通路を借りて耳部に作用している。以上のようにすべての経脈は耳と深く関係している。
「耳尖穴」には清熱明目・通絡止痛などの作用がある。そのため，先人は眼疾患の治療に多用してきた。最近では結膜炎・麦粒腫などの眼病のほかに，片頭痛・高血圧症・扁桃腺炎・流行性耳下腺炎および各種の痛みなどに比較的良い効果を得ている。三稜針で耳尖穴に刺絡すると眼疾患を治療できるのは，点刺放血はすべての古いものを取り除く働きがあり，古い血を新生し（祛瘀生新），経絡の流れを活発にし（通経活絡），治療の目的を達することができるためである。

《4方》西田追加方

【主治】眼疾患全般
【取穴】太陽穴（図A）
【位置】眉梢と外眼角とを結んだ線の中点から，後外方に1寸ほどの陥凹部。
【操作】毫針を用い，直刺で1寸。得気を得て，20分置針する。毎日1回刺針する。
【考察】太陽は経外奇穴である。本方は眼疾患（目の発赤・疼痛・腫脹）のほかに，痛・歯痛にも効果がある。

▎西田コメント▎

本穴には刺絡してもよい。刺絡後，手で皮膚をしぼり上げて適当に出血させた後，皮下出血を起こさないよう局部を圧迫しなければならない。

《5方》西田追加方[41]

【主治】眼病全般

【取穴】光明（図H）
【位置】外踝の上5寸で，腓骨の前縁。長指伸筋と短腓骨筋の間にある。絶骨の上。
【操作】毫針を用い，直刺で1.0〜1.5寸。施灸も可。
【考察】本穴は足少陽胆経の絡穴であり，通絡明目・活絡明目の作用がある。眼疾患には風池・睛明・肝兪・承泣などを配合するとさらに効果がある。

2 幻視

《1方》

【主治】幻視
【取穴】睛明（図A）
【位置】眼の内縁で，内側に0.1寸，鼻骨辺縁の陥中。つまり内眼角の上方0.1寸。
【操作】毫針を用い，斜刺で0.3寸。小刻みに捻転し，得気を得て20分置針する。毎日あるいは2日に1回刺針する。
【考察】睛明は足太陽膀胱経の起始穴である。経絡を通じさせ，気血を運行させる作用がある。このため幻視には顕著な効果がある。

3 慢性の眼痛

《1方》

【主治】慢性の眼痛
【取穴】大骨空（図F）
【位置】手の拇指の指節間関節の正中線上の横紋，指を曲げて骨尖端の陥凹

【操作】毫針を用い，直刺で0.1～0.2寸，20分置針する。また7壮施灸してもよい。
【考察】大骨空は経外奇穴である。慢性の眼痛に特殊な効果がある。

🟦西田コメント

本穴はこのほかに，白内障や，涙が絶えず流れて苦しいなど各種眼疾患に有効である。本穴のほか，太陽穴（奇穴）も効果がある。

4 眼瞼下垂

《1方》

【主治】眼瞼下垂
【取穴】血海（図G）
【位置】正座して膝を曲げ，大腿骨内側の上2寸，股内側筋の内側縁。
【操作】毫針を用い，直刺し，得気を得る。絶えず提挿捻転する。男性は左側に，女性は右側に取穴する。毎日1回刺針する。
【考察】血海は足太陰脾経の腧穴である。脾を補い気を増し（補脾益気），血熱を冷ます作用がある。脾は肌肉を主るので，この方は眼瞼下垂に効果がある。

《2方》

【主治】上眼瞼下垂
【取穴】魚腰（図B）
【位置】目を正面に向けた瞳孔の真上，眉毛の真ん中の陥凹したところ。
【操作】1寸の毫針を用い，15度の角度で進針する。すばやく刺して捻転しない。20分置針する。毎日1回あるいは2日に1回に刺針する。
【考察】魚腰は経外奇穴である。「奇」とは特定の病気を治療するという特

異性をもっていることをいう。また近治作用もある。陽白に透針しても効果はたいへんよい。

《3方》西田自分験方

- 【主治】眼瞼下垂
- 【取穴】睛明（図A）
- 【位置】眼の内縁で，内側に0.1寸，鼻骨辺縁の陥中。つまり内眼角の上方0.1寸。
- 【操作】毫針を用い，斜刺で0.3寸。小刻みに捻転し，得気を得てから20分置針する。毎日あるいは2日に1回刺針する。
- 【考察】足太陽経筋は足の第5趾から起こり，睛明に至り，さらに上眼瞼に至っている。そのため睛明に刺針すると上眼瞼の眼輪筋を刺激し下垂を治すことができる。

5 アレルギー性結膜炎（花粉アレルギー）※

《1方》西田追加方

- 【主治】各種の結膜炎
- 【取穴】睛明（図A）
- 【位置】内眼角の上方0.1寸。
- 【操作】目に効かすための睛明への刺針の操作は「眼窩の内縁に沿って0.3寸直刺する」が，花粉アレルギーの治療のための刺針方法は，他の疾患への操作とは異なっている。本穴に刺すにはコツがあって，骨に当たると痛いので，睛明の0.1〜0.2寸，イラスト（図40）のように上から斜め外下方に10度くらいの角度

図40 睛明の刺し方

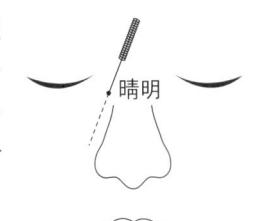

で横刺する。また切皮したら皮膚の上から揉みながら針頭を軽く押すと針は自然に入ってゆく。このような刺し方は奇穴の上迎香穴や鼻穿穴も一緒に刺すことになるのでより効果的である。しかし，ここは敏感なところなので小さな針を用い，入針時に抵抗を感じたら患者は骨に当たって痛みを感じているので，針をいったん引き戻し，より浅い方向に変えて進針するとよい。カゼを引いて鼻づまりが起こったときでも，ここに刺すとすぐに「鼻が通じてきた」と言われることが多い。

【考察】睛明は膀胱経の起始穴である。さらに「手足の太陽，足陽明の会」（『針灸甲乙経』）でもある。膀胱経の通過器官は鼻と目である。睛明には，目を潤し目を明らかにし（滋水明目），風邪を取り除いて気血の通じをよくし熱を取り去る（疏風瀉熱）作用がある。目の内縁にありその気を目に相通じさせ各種の目疾患を治療する要穴である。また外下方に横刺することによって，鼻に効果のある上迎香や鼻穿穴を透針することができるので，さらに効果を強めることができる。本穴と太陽穴を併用すると，より効果がある。

上迎香は鼻根の両側に位置する。内眼角の下方0.5寸のところ。睛明の両側で0.5寸下がった鼻の側面である。各種の鼻炎や眼疾患に効果がある。鼻穿は両側の山根穴と鼻尖端部の中間で，鼻部と頬部の境界のところである。

6 | 流涙

《1方》

【主治】流涙
【取穴】太陽穴（図A）
【位置】眉梢と外眼角とを結んだ線の中点から，後外方に1寸ほどの陥凹部。
【操作】毫針を用い，直刺で1寸。得気を得て，20分置針する。毎日1回刺

針する。
【考察】太陽は経外奇穴である。流涙を治すには本方で十分である。針灸治療の近治作用によるものである。

7 迎風流涙（風にあたると涙が出る）

《1方》

【主治】迎風流涙
【取穴】承泣（図A）
【位置】承泣は下瞼の辺縁上にある。真っ直ぐ前を見たとき，瞳孔の真下にある。
【操作】毫針を用い，瞼の下縁にそって1寸ほどゆっくり刺入し，提挿も捻転も行わず，速抜する。刺針する前に眼球を固定し，眼球を傷つけないように予防する必要がある。
【考察】承泣は足陽明胃経の起始穴であり，陽蹻脈・任脈の交会穴でもある。そのため陰陽を交通し，気血を調節する働きをもっている。そのほかに，この腧穴は目の近くにあるので近治作用もある。そのため迎風流涙を治すことができる。

《2方》

【主治】迎風流涙
【取穴】風池（図A）
【位置】後頸部の後頭骨の下，乳様突起の下縁と同じ高さであり，胸鎖乳突筋と僧帽筋の上端との間の陥凹部。
【操作】毫針を用い，反対側の眼窩に向けて1寸ほど刺入する。針感は同側の目の奥に響くと良い効果がある。平補平瀉で，30分置針する。毎日1回刺針する。

7 ◆眼科疾患

【考察】風池は足少陽胆経に属し，手足の少陽経と陽維脈の交会穴である。風邪を取り除き（清疏風邪），経絡を温めて気血の流れをよくし（温経活絡），陽気をめぐらせて寒邪を散らし（通陽散寒），身体の外側を防衛する衛気を増強する作用がある。そのため，迎風流涙に対して治療効果がある。

《3方》

【主治】流涙過多
【取穴】睛明（図A）
【位置】内眼角の内側0.1寸，さらに上方0.1寸ほどのところ。
【操作】姿勢を正して座り，頭を上方に仰ぎ見て，手指で眼球をやや外方に固定して，毫針で針尖をやや外に向け，眼瞼の内縁にそってゆっくり刺入する。0.5～1.5寸ほどの深さに刺入し目の奥に針感を感じたら提挿も捻転も行わず，すばやく抜針する。抜針後，局所を2～3分圧迫して出血を予防する。毎週2回刺針してもよい。
【考察】睛明は足太陽膀胱経の起始穴である。風邪を発散し経絡の流れを活発にする（疏風活絡）効果があるので，この腧穴は目の疾患に対して特異な効果がある。

8 ドライアイ※

《1方》西田追加方

【主治】ドライアイ
【取穴】人中（水溝・図A）
【位置】上唇の上で，人中溝の正中線で，上3分の1のところ。
【操作】毫針を用い，上に向け斜刺する。敏感なところであるが痛みを尋ねながらゆっくり捻針すると目が潤んでくるのを患者は自覚する。こ

229

れを適当な刺激量とする。またよく効くときには涙が出てくるのが見える。

【考察】人中は督脈に属しているが，同時に手足の陽明経との交会部位でもある。陽明経は目を通っているので，人中を刺激すると目を刺激することにもなる。

《２方》西田追加方

【主治】ドライアイ
【取穴】耳尖穴（図Ⅰ）
【位置】耳介を前方に折り曲げてできる耳の先端部の皺。
【操作】三稜針で刺絡し，手で血液を絞り出す。
【考察】耳には全身の経絡が分布しており，身体全体を投影していると考えられている。また耳尖穴への刺絡は，耳介静脈から直接，瘀血を排出することにより頭蓋内，特に目の静脈の鬱滞を改善させる働きがある。

耳尖穴の効果機序は，耳介の経絡の通じを良くし，また瘀血を改善することにより，房水や硝子体を含めた眼全体の組織の気血の流れをよくするためと考えられる。

9 ｜ 麦粒腫

《１方》

【主治】麦粒腫（図41）
【取穴】無名穴（図Ｃ）
【位置】無名穴は第２胸椎の棘突起の下辺りで，肩甲部にある。この周辺で粟粒大の皮膚が淡赤色に盛り上がった部分で，これを圧迫しても退色しない小皮疹を探す。皮疹がないときには大椎の両側0.5寸離れ

麦粒腫

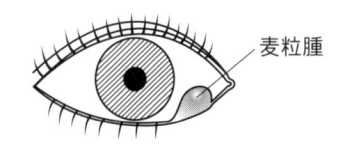

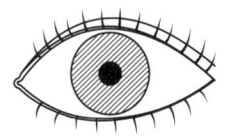

結膜に炎症が起こり,発赤と痛みが起こる。

霰粒腫
(瞼を反転したところ)

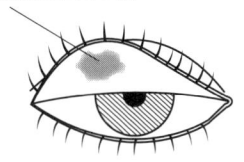

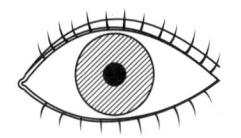

瞼板腺に炎症が起こり,瞼(まぶた)の裏にグリグリとした結節ができる。

図41　麦粒腫と霰粒腫

たところに取穴する。
【操作】三稜針を用いて,皮疹部の皮膚をつき破り表皮の下層の白色の線維の根を搔破する。
【考察】無名穴は経外奇穴であるが督脈上にある。麦粒腫は皮脂腺が感染して起こる急性化膿性炎症の一種である。多くは,脾胃が熱を蓄えている（脾胃蘊熱），あるいは精神的な緊張などによって炎のように熱と化す（心火上炎），また風邪と熱邪を感受し（外感風熱），火と熱が結集すること（火熱結聚）により,眼瞼が赤く腫れ,あるいは化膿する状態である。この挑刺法は,血流を良くし腫れを消し（活血消腫），熱を排出し経絡の流れを活発にする（泄熱活絡）作用がある。

《2方》

【主治】麦粒腫
【取穴】大杼（図C）

【位置】第1胸椎棘突起の下，両側に1.5寸開いたところ。
【操作】針を用いて，0.4～0.6寸の深さに刺入し，抜針後，放血する。毎日1回。
【考察】大杼は足太陽膀胱経の腧穴であり，手足の太陽の3脈の交会穴であり，また督脈の別絡である。膀胱経は，晴明から目に絡んでいるので，目に対しても熱を排泄し風邪を発散させる働き（泄熱疏風）がある。そのためこの病気に理想的な効果がある。

《3方》

【主治】麦粒腫
【取穴】少沢（図E）
【位置】手の小指尺骨側で，爪甲角から0.1寸離れたところ。
【操作】三稜針を用いて点刺し出血させる。
【考察】少沢は手太陽小腸経の井穴である。ここに点刺し出血させると，実邪を瀉し鬱滞を取り去り（瀉実祛滞），熱を冷まし腫れを消失させる（清熱消腫）効果がある。

西田コメント

手太陽小腸経は，目の内角（晴明〈膀胱経〉）にも連結しており，目の外角にも分布している。

《4方》

【主治】麦粒腫
【取穴】耳尖穴（図Ｉ）
【位置】耳を前に折り，耳輪の上段の尖端に取穴する。
【操作】まず手で局部を按摩し，充血させる。その後，消毒し三稜針を用いて点刺し3～5滴出血させる。2日に1回。
【考察】本方は経外奇穴である。耳にはすべての経脈が集まっている。本穴に点刺法を用いると，血の流れをよくし瘀血を取り去り（活血化

瘀），熱を排泄して腫れを消退させる（泄熱消腫）作用がある。そのため初期の患者には著しい効果がある。

西田コメント

耳尖穴への刺絡は速効がある。耳尖穴は麦粒腫以外にも目のあらゆる疾患に効果がある。

10 霰粒腫 （さんりゅうしゅ）

西田コメント

瞼板腺に炎症が起こり，瞼の裏にグリグリとした結節ができることもある。これを霰粒腫という

《1方》

【主治】霰粒腫（図41）
【取穴】耳湧穴（耳尖穴）
【位置】耳介の上の尖端で，耳を前に折って取穴する。
【操作】三稜針を用いて患部側に点刺し，血液が出なくなるまで絞り出す。2日に1回治療する。
【考察】耳湧穴は経外奇穴である。本穴に点刺し放血すると，活血化瘀・疏通経絡・泄熱消腫の効果がある。

西田コメント

耳湧穴は耳尖穴と同一であると考えられる。

《2方》

【主治】霰粒腫
【取穴】阿是穴
【位置】拇指の尺骨側で，指関節の赤白肉際のところ。

【操作】毫針を用い，0.2〜0.3寸刺針する。瀉法を施す。10分置針する。毎日1回刺針する。
【考察】この方法は経験穴である。

11 急性結膜炎

《1方》

【主治】急性結膜炎
【取穴】少沢（図E）
【位置】手の小指の尺骨側で，爪甲角から0.1寸離れたところ。
【操作】患部側の少沢を取穴する。三稜針を用いて点刺し3〜5滴出血させる。左眼が病んだときには左側の臉穴，右眼が病んだときは右側に取穴する。両側が病んだときには両側の臉穴を取る。
【考察】少沢は手太陽小腸経の井穴である。ここに点刺すると，清熱瀉火・活血化瘀の効果がある。

[西田コメント]

小腸経は頬部（顴髎）から睛明（膀胱経）に達し目につながっている。

《2方》

【主治】突然の急性結膜炎
【取穴】耳後の浅静脈（図9・65頁）
【操作】三稜針で点刺し2〜3滴出血させる。
【考察】本方は刺絡法であり，活血消腫・清熱瀉火・通経活絡の作用がある。それゆえ，突然起こった急性結膜炎に効果がある。

[西田コメント]

本穴に刺絡することにより目周辺の瘀血を取り去ることができる

ので，目の気血のめぐりをよくし結膜の炎症を治すと考えられる。耳尖穴からの刺絡と同様の作用機序と思われる。

《3方》

【主治】急性結膜炎
【取穴】耳尖穴（図Ⅰ）
【位置】耳介の尖端で，耳を折って取穴する。
【操作】三稜針で，耳尖端を点刺し3～5滴出血させる。2日に1回治療する。
【考察】耳尖穴は経外奇穴である。いわゆる奇穴は，多くの特定の病気に特殊な効果がある。本方は急性結膜炎を治療するが，効果は刺針時期に関係し，早ければ早いほどよい。

12 | 底翳（内翳，眼球内の疾病の総称）

《1方》

【主治】底翳
【取穴】耳尖穴（図Ⅰ）
【位置】耳介の尖端で，耳を折って取穴する。
【操作】三稜針で，耳尖端を点刺し，血液を出なくなるまで絞り出す。2日に1回治療する。
【考察】耳尖穴は多種の眼疾患に効果がある。底翳に対してもよい効果がある。

　西田コメント

本方は眼球内の瘀血が原因となっている場合に効果があると考えられる。

13 ｜ 翼状片※

西田コメント

翼状贅片(ぜいへん)とも呼ばれる。結膜組織が三角形の形をなしてその先端が角膜上に侵入した状態をいう。肝陽上亢によって起こることが多い。

《1方》西田追加方 [60]

- 【主治】翼状片
- 【取穴】攢竹（図B）と太陽穴（図A）
- 【位置】攢竹は眉毛の内側端、眼窩上切痕のところ。太陽は眉毛と外眼角との中間から後外方に1寸ほどの陥凹部。
- 【操作】攢竹は直刺で0.5寸，太陽は直刺あるいは下方に斜刺で0.5寸。
- 【考察】攢竹は膀胱経の腧穴である。膀胱経は目にも分布している。また太陽穴は眼疾患の治療に大事な経外奇穴である。
  肝陽上亢になると，精神的にイライラしたり，のぼせ，あるいは目に充血が起こる。そのため翼状片が増悪することが多いので，風池・肝兪・四神総穴・太衝を加味すると効果があがる。合谷・曲池を加えるとより効果がある。

《2方》西田追加方

- 【主治】翼状片
- 【取穴】耳尖穴（図Ⅰ）
- 【位置】耳介を手で前に折り曲げたときの耳介の上の先端。
- 【操作】刺絡し血液を数滴絞り出す。
- 【考察】経外奇穴である。眼疾患が長期間治らない場合や，充血・腫脹したとき，目周辺の瘀血を刺絡することにより，治療効果を高める。

14 斜視※

西田コメント

斜視とは，両眼の視線が正しく目標に向かない状態をいう。いずれかの動眼筋の異常による。

《1方》西田追加方 60)

【主治】斜視

【取穴】承泣・太陽・風池・透眉穴（絲竹空から攅竹へ透刺する）

【位置】承泣（図A）は前方を正視した状態で，瞳孔の真下，眼球と眼窩下縁の間。太陽は眉毛と外眼角とを結んだ線の中点から後外方に1寸ほどの陥凹部。風池（図A）は後頭部で，側頸部（胸鎖乳突筋と僧帽筋の間のくぼみ）を押しあげていって止まるところ。瘂門や風府とは同じ高さで，頭を少し前屈した後頭骨の陥凹部に取穴する。皮下に絲竹空から攅竹に透針する。透眉穴の絲竹空（図A）は眉毛の外側端の陥凹部。攅竹（図B）は眉毛の内側端，眼窩上の切痕のところ。

【操作】平補平瀉法を行い，通常は提挿を行わず，捻針もしない。承泣には左手の拇指で眼球を上方に固定し，右手でゆっくり0.5～1寸直刺する。太陽は斜刺で0.5寸。風池は鼻尖の方向に斜刺で1.2寸，目に響きを感じる。透眉穴は，皮下に絲竹空から攅竹に透針する。置針は30～45分，12回を1クールとする。抜針はゆっくりと行い，抜針後，施術部位を消毒し3～5分圧迫する。風池は鼻先端に向けて刺針し，目に響かせる。

【考察】絲竹空と攅竹とは目の周囲の経穴であり，局部の気血を調和し，通経活絡・疏風解表の効果がある。風池は足少陽胆経と陽維脈の交会穴であり，通経活絡・気血調和・祛風散邪の作用がある。太陽は眼球の外側にある経外奇穴である。眼部の経絡を疏通させる作用があ

るので眼疾患の治療には常用される。頭は諸陽の会であり，陽気が盛んであるので太陽と命名された。

15 飛蚊症※

西田コメント

硝子体（図42）混濁のある目に現れる自覚症状。飛蚊状・数珠玉状・浮き輪状・紐状などに見えて眼球運動に伴って移動するが，安定した運動ではなく揺れ動くように感じられる。眼球内の炎症や出血などによる細胞成分，硝子体の液化や硝子体の混濁などが網膜に影を映すために発生する内視現象である。

《1方》西田追加方

【主治】飛蚊症
【取穴】耳尖穴（図Ⅰ）
【位置】耳介の尖端で，耳を折って取穴する。
【操作】三稜針で，耳尖端を点刺し，血液が出なくなるまで続ける。2日に

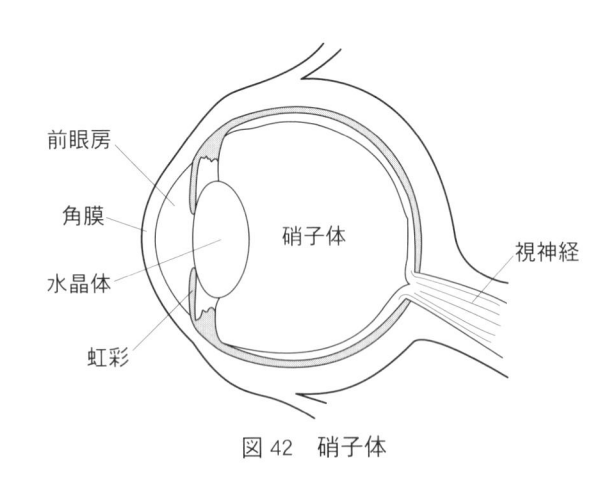

図42 硝子体

1回治療する。
【考察】耳尖穴は多種の眼疾患に効果がある。効果機序としては，耳尖穴を刺絡することにより眼組織全体の瘀血が改善され硝子体の内液の循環がよくなるためと考えられる。本症は現代医学では処置の仕様がないが，本方で治療するたびに症状は軽減してゆく。

《2方》西田追加方[8]

【主治】飛蚊症
【取穴】風池（図A）
【位置】項部で枕骨の下，風府の両側で胸鎖乳突筋と僧帽筋の上端の間の陥凹部。顎をわずかに上げると陥凹するところ。別の取穴方法では，乳様突起の後方に小隆起（後頭顆）があるが，三角形で先端が下方に向いており，その下のくぼみを指圧すると周囲に響くところ。
【操作】刺針するときの患者の体位は側臥位にし，全身の力を抜かせる。針尖を鼻先に向けて，または反対側の目に向けて斜刺で0.8～1寸。三角形の小隆起の下を針尖が通過するように刺入する。要するに側頭部あるいは眼底に響きがあれば，それをもってよしとする。側頭部に響くだけで十分効果がある。
【考察】風池は胆経の腧穴である。本穴は風邪を疏通して排除し熱を取る（疏風解熱）作用のほかに，目をはっきり見えるようにし，閉ざされた竅を開く（明目開竅）働きがある。このほかに，鼻疾患・頭痛・精神安定作用がある。

西田コメント

耳尖穴と風池（眼底に響かせる）に刺針を繰り返していると視界内のモヤモヤが治療のたびに毎回改善していくので不思議である。このような患者は内科に来院することは少ないが，眼科では「もう治らない」といわれ，諦めていた患者でも治っていた人は多い。

8 耳鼻咽喉科疾患

西田コメント

耳に絡む経脈と臓腑。

①臓腑としては，腎は耳に開竅しており，腎の異常（腎虚）は症状として耳に反映される。つまり腎虚によって，耳鳴り・難聴などが起こりやすくなる。そのため治療に際しては，腎経の腧穴や腎兪が重要な取穴になる。

②耳に絡む経脈としては，身体の外側を走行する手足の少陽経である三焦経と胆経，それに手太陽小腸経がある。このため，この3経脈は耳鳴りに限らず，耳疾患の治療に応用することができる。

1 メニエール氏病・内耳性目眩

西田コメント

目眩の病因病機はかなり複雑である。心脾の気血が不足すると上部に昇らず，脳を栄養できない。肝腎の陰精が欠乏すれば肝陽が上亢し，上に昇って清竅をかき乱す。脾胃が損傷して痰濁が中焦の流れを阻害すれば，脳に清陽が昇らず，そのために目まいが起こる。

《1方》

- 【主治】メニエール氏病・内耳性目眩
- 【取穴】申脈（図2・13頁）
- 【位置】足外踝の下線0.5寸の陥凹したところ。
- 【操作】毫針を用い，直刺で0.5寸。提挿の手技で針感を出させ，再び捻転する。20分置針する。毎日1回。
- 【考察】申脈は陽蹻脈の起点の腧穴である。陽蹻脈は全身の左右の陽側（外側）を支配し，また下肢運動を主り，陰陽を全身に通じさせる働きがある。目眩や真っ直ぐ歩行できない者にも特殊な効果がある。

 西田コメント
臨床的には非常に効果がある。

《2方》西田追加方

- 【主治】内耳性目眩
- 【取穴】百会（図A）
- 【位置】頭頂部，頭部正中線と両耳先端部を結んだ線の交点。幼児期に大泉門が閉じたところなので陥凹している。
- 【操作】前方に向けて0.8〜1寸横刺する。局所に腫れぼったい感じが起きれば20分置針する。
- 【考察】本穴には，清熱開竅・平肝熄風・健脳寧神の効果があるので目眩に効果がある。

《3方》西田追加方

- 【主治】目眩
- 【取穴】完骨（図A）
- 【位置】側頭部で，乳様突起の後下方の陥凹部。
- 【操作】両側の完骨に，同側の外眼角に向けて直刺で1〜2寸。耳内に放散

する針感が得られれば20分置針する。平補平瀉法を用いる。1日1回治療する。

【考察】完骨は足少陽胆経の腧穴で，足太陽膀胱経と少陽経の交会穴である。胆経は耳にも絡んでいるため耳疾患にも効果がある。また近位効果もある。

《4方》西田追加方

【主治】目眩
【取穴】足三里または豊隆（図G）
【位置】足三里は膝を曲げて犢鼻の真下3寸，脛骨前縁から1横指のところ。豊隆は外踝前縁の上8寸，条口の外側1横指のところ。長指伸筋の外側と短腓骨筋の間にある。
【操作】毫針を用い，直刺で1寸。針感は下方に響かせる。
【考察】足三里は，健脾和胃・疏風和胃の作用機序がある。また豊隆は化痰濁・和胃気の作用機序があるので，ともに脾胃を健全にし，痰濁を取り除くことによって清陽が脳に送られるため目眩が消失する。

2 口唇ヘルペス

《1方》

【主治】唇の腫れ
【取穴】兌端（図B）
【位置】上唇の中央の尖端で，紅唇と皮膚との境目のところ。
【操作】毫針を用い，斜刺で0.2～0.3寸。捻転しない。10分置針する。毎日1回刺針する。
【考察】この方法は近位効果によるもので，「近位穴は近位の病気を治す」の治療原則によるものである。

┌─────────┐
　│西田コメント│
　└─────────┘
　　　位置は人中の下になる。督脈の腧穴であり，督脈は上口唇にも分
　　　布している。

《2方》

【主治】口唇ヘルペス
【取穴】少商（図E）
【位置】手の拇指で，橈骨側の爪甲角から0.1寸ほど離れたところ。
【操作】糸状灸で少商を一瞬刺激する。あるいは3～5壮施灸してもよい。
【考察】口唇ヘルペスは多くの場合，豚の口に似たようになる。心脾熱毒に
　　　よるものである。この方法は神火法治療を用いたものであり，通経・
　　　活血・清熱・解毒の作用がある。

　┌─────────┐
　│西田コメント│
　└─────────┘
　　　少商は手太陰肺経の井穴である。手太陰肺経は手陽明大腸経とは
　　　表裏関係にあるので，口周囲にまとっている大腸経の効果も得ら
　　　れることになる。

《3方》西田追加方[3]

【主治】反復性口唇ヘルペス
【取穴】地倉（図A）
【位置】口角から水平に外側へ延ばした線と鼻唇溝の延長線が交わる点で，
　　　唇の1cmほど外側。
【操作】毫針を用い，地倉から口に向けて斜刺し得気を得て置針する。地倉
　　　は足陽明胃経の腧穴であり，手足の陽明経・任脈・陽蹻脈の交会穴
　　　でもある。ともに口周辺に絡んでいるので，口唇ヘルペスにも効果
　　　がある。

3 アフター性口内炎※

西田コメント

口内炎には，炎症が限局して起こるアフター性口内炎と，びまん性に口腔内に広がっている場合がある。治療法にも多少の違いがある。以下に紹介する方法のうち特に注釈がない治療法は，びまん性口内炎に適応される場合が多い。

《１方》西田追加方

【主治】アフター性口内炎の痛み
【取穴】阿是穴
【位置】アフター性口内炎の場合，痛みの部位は限局している。被患部位を皮膚の上から押すと痛みのある部位が治療点である。
【操作】皮膚の上からの圧痛点に直接刺針する。痛みの部位に当たれば５〜６分置針する。
【考察】近位療法である。速効性がある。

《２方》西田追加方

【主治】口内炎
【取穴】承漿（図Ａ）
【位置】唇の下，オトガイ唇溝正中の陥凹部。
【操作】上に向けて斜刺で0.3〜0.5寸。歯茎に響きを得て20分置針する。
【考察】承漿は任脈の腧穴で，足陽明胃経と任脈の交会穴である。任脈と胃経とは口唇に絡んでいるため口唇の異常を治すことができる。また口唇に近いため近位効果もある。口唇周囲の経穴では，承漿（任脈）・地倉（胃経）・廉泉（任脈）に取穴するとさらに効果があがる。

《3方》西田追加方

- 【主治】口内炎
- 【取穴】手三里または曲池（図E）
- 【位置】手三里は陽谿と曲池を結ぶ線上で，曲池の下2寸のところ。曲池は肘を曲げて肘窩横紋外端のやや外方の陥凹中。
- 【操作】直刺で0.8～1寸。捻転提挿し強刺激で瀉法を行う。
- 【考察】手三里と曲池はともに手陽明大腸経の腧穴である。陽明経は口唇に絡んでいるので遠位療法になる。飲酒過多などによって脾胃の熱がこもる（脾胃蘊熱）ときには，本方が効果がある。この場合，口腔内に熱があり乾燥しているので，舌や口腔粘膜は赤く乾燥している。

《4方》西田追加方[6]

- 【主治】口内炎（体力が弱っているとき）
- 【取穴】神闕（図D）
- 【位置】臍の真ん中
- 【操作】神闕に隔絶灸を行う。方法は塩を1cmの厚さ，または生姜を5mmぐらいの厚さにスライスし，その上に大きめの艾を置き施灸する。腹全体に広がる温かさを感じればもう1壮すえて，その日の治療は終わりとする。毎日施灸する。最近では炭化艾「温暖」が作られているので，煙に悩まされずに隔絶灸や灸頭針を行えるようになった。
- 【考察】中医学では臍は先天の本，また後天の根源であると認識している。神闕に施灸すると健脾益胃・温補下元・補気固脱の作用があり，疏通経絡・調理気血ができるので，これにより補虚瀉実し，臓腑と陰陽や気血が調節される。そのため，神闕への施灸は口腔潰瘍を治すとともに整体療法でもある。臍灸は免疫力を高め，人体の抗病能力と防衛作用を増強することが証明されている。『百病一穴霊』[6]には下記の歌が記されている。参考になると思われるので引用してみた。
《歌訣》口腔潰瘍口舌痛，艾条懸灸神闕行，

補虛瀉実調陰陽，揚高免疫潰瘍平。
口腔潰瘍や口舌の痛みは，神闕に施灸する。

虚を補い，実を瀉し，陰陽を調節し，また免疫力を高めて潰瘍を治す。

漢方薬としては，口内炎には温清飲がよく効く。口内炎の場合，ただ飲むのではなく，1回分を3等分し，毎回口の中に含み，口腔内にまんべんなく行き渡るようにし，最後に内服する。

4　舌の腫脹

《1方》

【主治】舌の腫脹
【取穴】舌下の両側（金津・玉液・図B）
【操作】毫針を用い，舌下の両側を刺針し，怒脹した舌下静脈から出血させる。
【考察】舌の腫脹の多くは，心経の火が盛んなために突然舌が腫大し硬くなり，咽喉を閉塞する。舌は心の開竅するところであるため，舌下に点刺し放血すると，心の開竅する孔を開け腫れを消失させる（開竅消腫）ことになるので，舌の脹満を取り去ることができる。ただし舌の中央に刺してはならない。ここに刺すと出血が止まらなくなる。

《2方》西田追加方 [18]

【主治】舌の腫脹
【取穴】液門（図E）
【位置】薬指と小指の接合部で，中手指節関節前の陥凹したところ。
【操作】直刺で0.3〜0.5寸。得気を得た後，瀉法を用いる。置針はしない。毎日1回治療する。7回を1クールとする。
【考察】液門は手少陽三焦経の滎穴である。滎穴は「溜するところを滎とな

す」といわれる。「溜する」とは，滑らかに行く，流動するといった意味である。液門の「液」は水液のこと，「門」は出入りする門戸の意味である。液門に刺針すると三焦の気を調えて水液の流れをよくする（利三焦）ので，舌の腫れも消退する。

5 舌痛※

《1方》西田追加方

【主治】舌痛
【取穴】太谿（図G）と兪府（図D）
【位置】太谿は足内側の内踝とアキレス腱の間の陥凹中で，内踝先端と同じ高さにある。兪府は鎖骨と胸骨端と第1肋骨の中間で，前正中線の両側2寸。
【操作】太谿は毫針を用い，直刺で0.5〜1寸。痺れ感が足底に伝わるように捻針する。兪府は斜刺で0.5〜0.8寸。深刺は不可。いずれも20分置針する。置針中に舌の運動をさせる。
【考察】腎経は舌根部を挟んで舌に絡んでいる。太谿は腎経の原穴であり，兪府は腎経の終わりの腧穴である。腎経を上下から刺激することによって，より効果を高めようとしている。なお，腎経は咽頭部にも絡んでいるので，咽頭痛があるときには咽頭部の運動のために唾液を飲み込む動作をさせると効果があがる。

《2方》西田追加方

【主治】舌痛
【取穴】頸背部の夾脊穴
【位置】背部の第5〜第7頸椎，第1〜第5胸椎の高さで，華佗夾脊穴の過敏点・心兪・厥兪の圧痛硬結を探す。

【操作】毫針を用い，夾脊穴にはやや内方に刺針し得気を得る。心兪・厥陰兪には60度の角度で刺針する。施灸してもよい。
【考察】心は舌に開竅しているので，心兪は舌の異常に効果がある。また，足太陽経筋の走行においては脊椎を挟んで上行する過程で，頸椎辺りで分枝して舌に結んでいる。舌はこのような関係によって背部でつながっている。

6 咽頭炎・咽頭痛

《1方》

【主治】咽頭痛
【取穴】天柱（図A）
【位置】瘂門の両側1.3寸開いたところで，髪の生え際0.5寸の陥凹したところ。
【操作】毫針を用い，直刺で1寸ほど捻転しながら進針し，瀉法を施す。毎日1回治療する。成人には20分置針する。小児では置針しない。
【考察】天柱は足太陽膀胱経の腧穴である。風邪を取り去り経絡の流れを良くする（清疏風邪活路）作用がある。そのため，この病気に効果がある。ただし，この腧穴に対して上方に向けて深く刺針することは，延髄の損傷を予防するためにも慎むべきである。

西田コメント
前方にあるのどの痛みが，後方の天柱の刺針によって治まるメカニズムは，頸部の神経は前頸部にも分布しているため，天柱からのどにも影響しているものと考えられる。これは東洋医学でいう「前後相関」による効果と考えられる。カゼのときののどの痛みや，ものを飲み込むときの痛みに非常に良く効く。

《2方》

- 【主治】急性・慢性咽頭炎
- 【取穴】洪音（図A）
- 【位置】上甲状切痕陥凹部（喉仏）の両側0.5寸のところ。
- 【操作】毫針を用い，直刺で0.3寸〔あまり深く刺さない〕。針を強く引き上げた後，ゆっくり刺入し（緊提慢按），針感が増してくるのを待って速抜する。
- 【考察】この方法は近位効果を狙ったものである。

《3方》西田追加方[8]

- 【主治】咽頭痛
- 【取穴】太谿（図G）
- 【位置】足内側で内踝とアキレス腱の間の陥凹中にある。内踝先端と同じ高さ。
- 【操作】毫針を用い，直刺で0.5～1寸。捻転瀉法を施す。
- 【考察】太谿は腎経の原穴である。腎経は咽頭部や舌に分布しているので咽頭部の異常を治すことができる。

《4方》西田追加方

- 【主治】咽頭痛
- 【取穴】少商（図E）
- 【位置】拇指の橈骨側で，爪甲の角から0.1寸ほど離れた爪甲板部。
- 【操作】毫針を用い，直刺で0.1寸。敏感な部位であるので軽く得気を得て15分置針する。抜針するとき，刺針部位を圧迫して血液を絞り出してやると刺絡を兼ねることになる。あるいは最初から刺絡してもよい。
- 【考察】少商は手太陰肺経の井穴である。肺経は，呼吸器・気管・咽頭に絡み，清熱利咽の効果があるので咽頭痛を治すことができる。速効性がある。

7 │ 嗄声（声のかすれ）

《1方》

【主治】声のかすれ
【取穴】心区穴（図Ⅰ）
【位置】耳甲腔の正中陥凹部。反射区。
【操作】王不留行の実をこの腧穴に絆創膏で張り付け，10分ほど強く圧迫して揉んでやる。

（西田コメント）
ときどき，思い出したときに揉んでやるとよい。

8 │ ヒステリー性失語症

（西田コメント）
精神的な影響で失語になっているもの。

《1方》

【主治】ヒステリー性失語
【取穴】内関（両側・図E）
【位置】腕関節内側の横紋，正中線の上2寸，両筋の間。
【操作】毫針を用い直刺で1寸，中程度に強刺激し，20分置針する。置針中，5分おきに1回行針する。
【考察】内関は心包経の絡穴である。本穴は，胸を寛き気のめぐりを良くし（寛胸理気），心を安らかにして安心させる（寧心安神）作用がある。気機が逆乱したヒステリー性の失語には一般に1回の治療で速効する。

《2方》

【主治】脳外傷後のヒステリー性失語
【取穴】湧泉（図G）
【位置】足底を屈してできる陥凹部で，足底の前3分の1のところ。第2・3趾の中足骨の間。
【操作】毫針を用い，直刺で0.5寸。患者が耐えうる程度に強刺激し，10分置針する。
【考察】湧泉は足少陰腎経の井穴である。痺れを宣し硬結を開く（宣痺開結），瘀血を取り去り気滞をめぐらせる（化瘀行滞）作用がある。そのため，本方は脳外傷後のヒステリー性失語症に対して理想的な効果が得られる。

《3方》

【主治】ヒステリー性失語
【取穴】聚泉穴（経外奇穴・図B）
【位置】舌の上正面の中央，舌を出したときの舌の縫合部で凹んだところ。
【操作】舌を引っ張って固定し，毫針を用い，聚泉穴に針尖を後下方の舌根部に向けて1寸程度刺入する。軽く捻転し得気を得る。患者にはけっして声を出してはならないと指示する。

9 失語症（言語障害）

《1方》

【主治】突然の失語
【取穴】膝裏側窩部の赤い点のあるところ。
【位置】膝裏側窩部で赤い点を探す。

【操作】三稜針を用いて赤い点を刺絡するとすぐに治る。
【考察】この方法は経験による取穴法である。ここに点刺すると，経絡の流れを活発にし（通経活絡），これまで閉じていた五官の竅を開き熱を排泄する（開竅泄熱）作用がある。そのため突然の失語症の治療に効果がある。

《2方》

【主治】激怒して失語症になったとき
【取穴】人中（図A）
【位置】唇の上，人中溝中の上3分の1のところ。
【操作】毫針を用い，上に向けて斜刺で0.3〜0.5寸。中程度に刺激する。10分置針する。
【考察】水溝は督脈の腧穴であり，督脈は脳に通じているため，人中は開竅・寧神・清熱作用があり，失語症に効果がある。

10 ｜ 急性扁桃腺炎

《1方》

【主治】急性扁桃腺炎
【取穴】少商（図E）
【位置】手の拇指で，橈骨側の爪甲角から0.1寸ほど離れたところ。
【操作】三稜針を用い，点刺し出血させる。男性は左手，女性は右手に取穴する。重傷者は両手に刺絡する。
【考察】少商は手太陰肺経の井穴である。ここに刺絡すると実熱証を治療することができる。開竅泄熱・活血消腫・通経活絡の作用がある。文献によると，およそ一切の咽喉の急性疾患，あるいは閉塞感，疼痛に本穴を用いると百発百中であるという。救急の第一方である。実

践的にも効果の確実性が証明されている。

《2方》

- 【主治】急性扁桃腺炎
- 【取穴】郄上穴（図E）
- 【位置】手掌を上に向けて取穴する。手関節内側の横紋の真ん中から8寸，あるいは肘の横紋正中から下4寸のところ。郄門の上。
- 【操作】毫針を用いすばやく1.5寸進針する。大幅に捻転し，針感を肩や頸部に至らせる。2分捻転を持続し，速抜する。毎日1回。
- 【考察】この腧穴は経外奇穴であるが，手厥陰心包経が循行する部位にある。瀉法を施すと熱で塞がれた状態を順調にし（清利熱壅），経絡の流れを良くし浮腫を消失させる（活絡消腫）ことができる。そのため急性扁桃腺炎に効果がある。

《3方》

- 【主治】小児の急性扁桃腺炎
- 【取穴】耳背静脈（図9・65頁）
- 【位置】耳背部の青筋に見える静脈。
- 【操作】まず手で患部側の耳部を軽く揉んで局部を充血させる。それから耳後のはっきりした静脈を探す。毫針を用い，点刺し，3～5滴の血液を絞り出す。毎日1回。両耳を交互に使用する。
- 【考察】本法は刺絡法である。これは実証と熱証に用いられる。泄熱消腫・疏通経絡の作用がある。この種の方法は広く民間で伝承されており，効果がある。これは中国医学の一種独特の刺針治療手段である。

11 鼻炎・蓄膿など鼻病のすべて※

《1方》西田追加方[8]

【主治】鼻炎・蓄膿など鼻病のすべて
【取穴】迎香・睛明・印堂（図A）
【位置】迎香は鼻翼外縁の中央にあり，鼻唇溝上。睛明は内眼角の上方0.1寸。印堂は両眉頭を結ぶ線の中央。
【操作】迎香は鼻に向けて横刺する。睛明は鼻に効かせる場合には，睛明から斜め下方に取穴し，下方やや外側に横刺し鼻骨の上を這わすように進針する。印堂は上から下に横刺し，響きが鼻中に響けば効果がある。
【考察】迎香は手陽明大腸経の腧穴で，手足の陽明経の交会穴である。大腸経は鼻・下歯と口に絡んでいる。睛明は足太陽膀胱経の腧穴で，手足の太陽経と足陽明経の交会穴である。いずれも鼻に絡んでいる。印堂は経外奇穴であるが督脈の循行上にある。督脈は鼻を貫通して走行しているので鼻疾患に効果がある。以上いずれも鼻に絡む経脈上にあるが，近位効果もある。

12 鼻出血

《1方》

【主治】鼻出血
【取穴】迎香（図A）
【位置】尾翼外縁の中央にあり0.5寸開いたところ，鼻唇溝上に取穴する。
【操作】毫針を用い，針尖を上方に向け斜刺で0.3～0.5寸。強刺激で，20分置針する。

【考察】本方は,近位穴はその局所の器官の疾患を治療できるという治療機序によるもので,近位効果を狙ったものである。

　西田コメント

迎香は手陽明大腸経の腧穴であり,手足陽明経の交会穴である。大腸経は鼻に絡んでいる。

《2方》

【主治】鼻出血が止まらない
【取穴】少商（図E）
【位置】手の拇指の橈骨側で爪甲角0.1寸ほど離れたところ。
【操作】糸状灸で少商に施灸する。左の鼻出血なら左手に,右の鼻出血なら右手に施灸する。治療後すぐに鼻出血するようなら,再び元のところに施灸する。もし元のところに水疱ができれば,水疱を破って施灸する。
【考察】少商は手少陰肺経の腧穴である。「鼻は肺の開竅」するところである。したがって本経の経穴を取穴するとその経脈の走行上にある疾患を治すことができる。そのほかに「神火」法を採用すると経絡を温通させ,気血をめぐらせ（行気活血）,止血の目的を達することができる。古人はこの方法は百発百中で救急の第一法であると説明している。実践でもこの方法には比較的効果があることが証明されている。一般にたちどころに出血が止まる。

《3方》

【主治】鼻出血
【取穴】合谷（図E）
【位置】手の第1・第2中手骨の結合部と虎口を結ぶ線の中点,やや示指寄り。
【操作】毫針を用い直刺し,強い痺れ・脹満感・重だるい感覚が出るのを待つか,あるいは手指や肩部に響きを感じれば刺激量としては十分で

ある。20分置針する。その間5分に1回行針する。瀉法を施す。
【考察】合谷は手陽明大腸経の原穴である。「原」とはすなわち「本源」であり，臓腑の機能活動を推動し，動力の源泉を生み出す。そのほかに手陽明経は鼻の孔の周囲を循行している。そのため合谷に瀉法を施すと，肺胃熱に由来する鼻出血に効果が得られる。

《4方》

【主治】鼻出血
【取穴】行間（図G）
【位置】足の第1・2趾間の背側の接合部の後縁約0.5寸のところ。
【操作】毫針を用い斜刺で1寸。強刺激し，3〜5分置針する。右側の鼻出血なら左側の足に，左側の鼻出血なら右側の足に取穴する。
【考察】行間は足厥陰肝経の榮穴である。榮穴は虚熱を冷まし（清虚熱），陰血を育む（育陰血）作用がある。鼻出血の多くは肺と胃の熱が盛んになりすぎる（肺胃盛熱），また肝と心が肺を抑制する（木火刑金）ことによる。そのため本方では肝経の行間を選んだ。肝火を降ろし，相火を下行させ，血も下げるので鼻血は止まる。

> 西田コメント
> 右側の鼻出血なら左側の足に，左側の鼻出血なら右側の足に取穴するのは，つまり巨刺の法である。

《5方》

【主治】鼻出血・大汗をかく
【取穴】百会（図A）
【位置】頭頂部にある。頭部の正中線と両耳を結んだ線との交点。
【操作】艾を用い温和灸法を採用する。患者は灼熱感を覚えるが，灸の痛みがなくなれば，それが適量である。毎回5〜10分施灸する。
【考察】百会は督脈の要穴である。督脈は「一身の陽」を監督する。鼻出血

と大汗が出るのは，気と同時に血が身体から漏れている（気随血脱）ためである。

本方の百会への施灸は，経脈を温通し（温通経脈），中焦を温めて気を補い（温中補気），陽気を回復し，汗が身体から漏れるのを固定させ（回陽固脱），気血をめぐらす働きがある。この治療法は鼻出血にたいへん適している。

《6方》

【主治】鼻出血
【取穴】内関（図E）
【位置】手関節内側の横紋の真ん中より上2寸，両筋の間に取穴する。
【操作】男性は左，女性は右に取穴する。毫針を用い直刺で0.8〜1寸。ゆっくり捻針しながら進針し，ゆっくり捻針しながら抜針する。平補平瀉法で，30分置針する。
【考察】内関は手厥陰心包経の絡穴である。十二経脈の気血を調節し，止血の目的を達することができる。内関は多種の疾患を治すことができるので，「一穴多用」と呼ばれている。

《7方》

【主治】鼻出血
【取穴】大椎（図C）
【位置】第7頸椎の棘突起の下。
【操作】毫針を用い0.4〜0.6寸刺入する。強刺激で，10分置針する。
【考察】大椎は督脈に属しており，全身の陽気が聚まるところである。陽は衛気，主に体表を主る。そのためここに刺針すると，風邪を体表から排出し（疏風解表），陽気を通じさせて熱を排泄する（通陽泄熱）効果がある。このことから，本方は風熱の邪による鼻出血に対してよい効果があることがわかる。

> 西田コメント
>
> 経脈からみると，大椎は督脈の腧穴である。督脈は鼻にも絡んでいるので鼻疾患にも効果がある。

《8方》

- 【主治】鼻出血（のぼせタイプ）
- 【取穴】太衝（図G）
- 【位置】足背部で，第1・2趾の接合部より1.5寸中枢側の陥凹部。
- 【操作】毫針を用い，0.5寸ほど捻転刺入する。瀉法を施す。鼻内に涼しい感覚があれば抜針する。
- 【考察】太衝は足厥陰肝経の輸穴と原穴を兼ねている。逆気を降ろし肝気の高ぶりを降ろす（降逆平肝）作用がある。そのため肝心が肺を障害している（木火刑金）鼻出血にずば抜けた効果がある。

《9方》

- 【主治】鼻出血
- 【取穴】阿是穴
- 【位置】神庭と上星の間。すなわち，前頭部の正中線の髪の生え際から0.5〜1寸後方のところ。
- 【操作】手指で，ここを3〜5分すばやくマッサージする。その後，指尖を本穴に垂直に立て一定方向に旋回する。
- 【考察】この方法は点穴療法である。この腧穴の上を点按圧し擦ることにより，陰陽を調節し，営衛を和し，気血を調理し，経絡を通じさせる。これによって鼻出血を止め，機能を正常に回復させる。本穴は督脈の循行上にあり，その循行線上にある鼻の異常にも効果がある。

13 | 副鼻腔炎

《1方》

【主治】副鼻腔炎
【取穴】迎香（図A）
【位置】尾翼外縁の傍らから0.5寸開いたところで，鼻唇溝中に取穴する。
【操作】3寸の毫針を用い，迎香から刺入し，斜刺し下鼻甲前上端（睛明の方向）に至らせる。1～1.5寸ほどの深さに刺し，捻転はしない。毎日1回刺針する。
【考察】迎香は手陽明大腸経の尾穴〔最終の経穴，ここから足陽明が始まる〕で，手足陽明の交会穴である。この腧穴は以下の病気を治療できる。
①陽明経の循行上にある鼻の孔。
②腧穴のある近辺の疾患を治すことができる「喩穴所在，主治所能」，つまり近位効果である。
③鼻は肺の開竅するところである。陽明経と太陰経は表裏関係にある〔肺は手太陰肺経，鼻をめぐるのは手陽明大腸経〕。

《2方》

【主治】副鼻腔炎
【取穴】上迎香（図B）
【位置】目の内縁の下0.5寸のところ。睛明の傍らで，同穴から0.5寸下がった鼻の側面。
【操作】毫針を用い横刺で0.3～0.5寸。鼻骨に這わすようにゆっくりと進針するとよい。瀉法を用い，10分置針する。毎日1回治療する。主に患部側を取穴する。
【考察】本方は経験的な取穴である。近位効果を利用したものである。

> 西田コメント
>
> 作用機序は上述した迎香と同じであるが，副鼻腔炎のほかに，アレルギー性鼻炎・眼瞼縁炎・風にあたると涙が出るものなどにも応用できる。

《3方》西田追加方 [57]

- 【主治】慢性副鼻腔炎
- 【取穴】三池（図12・80頁）
- 【位置】肘部の橈骨側で肘窩の横紋，外側の終わりに曲池がある。曲池とその上下1寸におのおの取穴する。合計3穴。
- 【操作】おのおのに9壮施灸する。また毫針を用い，刺針してもよい。
- 【考察】曲池は手陽明経に属している。手陽明経は鼻周辺をまとっているので，循行する部位の異常を治すことができる。曲池の上下1寸の取穴により，曲池の効果を強めることができる。

《4方》西田追加方

- 【主治】慢性副鼻腔炎
- 【取穴】上星（図A）
- 【位置】前頭部で，前髪際の正中で，真上1寸。
- 【操作】毫針を用い，前から後方に横刺で0.5〜1寸。あるいは点刺して出血させてもよい。施灸してもよい。
- 【考察】上星は督脈の腧穴であり，鼻を貫いている。本穴には熱を冷まし風邪を散らし（清熱散風），肺の宣散作用を高めて気血を全身の隅々にまで散布し肺の開竅する鼻を通じさせる（宣肺通竅）作用がある。古くから蓄膿（慢性副鼻腔炎）によく用いられる。

14 ｜ 耳鳴り

《1方》

- 【主治】耳鳴り
- 【取穴】地五会（図H）
- 【位置】第4・5中足骨の間にある。足臨泣の前0.5寸のところ。
- 【操作】毫針を用い，直刺で0.5寸，瀉法を用いる。20分置針する。1日に1回治療する。
- 【考察】地五会は足少陽胆経の腧穴である。清肝瀉火・疏肝解鬱の効果がある。肝胆火盛，あるいは痰火鬱結による耳鳴りに効果がある。

《2方》

- 【主治】耳鳴り
- 【取穴】下都穴（図F）
- 【位置】手背部で，薬・小指の縫紋部から上方0.5寸のところ。
- 【操作】毫針を用い0.5～1寸刺入する，平補平瀉法で，20分置針する。毎日あるいは2日に1回治療する。
- 【考察】下都穴は経外奇穴に属する。手少陽三焦経の循行上にあり，耳の周囲をまとい，疏通経気の作用がある。

《3方》西田追加方

- 【主治】耳鳴り
- 【取穴】翳風（図A）
- 【位置】耳垂れの後で，下顎角と乳様突起との間にある陥凹部。
- 【操作】やや上方の耳に向けて直刺する。捻針して耳に達する響きを得て20分置針する。

【考察】翳風は三焦経の腧穴であるが，手足の少陽経（大腸経と胆経）の交会穴でもある。ともに耳に絡んでいるので，本穴に施灸すると中耳炎にも効果がある。経脈としての効果とともに近位効果もある。

《4方》西田追加方

【主治】耳鳴り
【取穴】聴宮（図A）
【位置】耳の前，耳珠の前縁で，耳珠と下顎頭の間で，開口するときにできる陥凹部。
【操作】毫針を用い，直刺で0.3～0.5寸ほど，耳への響きを得て20分置針する。
【考察】聴宮は小腸経の腧穴で，手足の少陽経と手太陽経の交会穴であり，ともに耳に絡んでいる。また近位効果もある。これら翳風や聴宮は，耳鳴り以外にも耳疾患全体に効果がある。
翳風は治療する目的によって刺針方向を変える必要がある。針尖の方向にそって響きが伝わると下図のような効果がある。

上に向ける	耳鳴り
下に向ける	咽頭痛
後方に向ける	不眠
前方に向ける	歯痛

15 中耳炎

《1方》

【主治】急性中耳炎

【取穴】聴耳穴（図B）
【位置】耳屏（耳珠ともいう）の尖端と聴宮との間の外方3分の1のところ。
【操作】0.5寸の毫針を用い，0.1寸の深さで浅刺し，すぐに抜針する。毎日1回治療する。
【考察】本方は近位効果を期待したものである。瀉法を施すと清熱瀉火の効果がある。一般に3〜4回で治癒する。

《2方》

【主治】中耳炎
【取穴】聴宮（図A）
【位置】耳屏（耳珠）の中点前縁と，下顎関節の間の陥凹したところ。わずかに口を開けると陥凹するのでここに取穴する。
【操作】毫針を用い，直刺で1.5寸ほど。小刻みに捻転し，20分置針する。毎日あるいは2日に1回刺針する。
【考察】聴宮は手太陽小腸経の腧穴である。手足の少陽経の交会穴でもあり，ともに耳に絡んでいる。そのため塞がった五官の竅を開き，熱を冷ます（開竅清熱）効果がある。

西田コメント
翳風と完骨も耳の方向に刺針すると中耳炎を含めた耳疾患に効果がある。

16 幻聴

《1方》

【主治】幻聴
【取穴】聴宮（図A）
【位置】耳屏の中点前縁と下顎関節との間の陥凹したところ。わずかに開口

して陥凹部に取穴する。
【操作】毫針を用い直刺する。得気を得て小刻みに提挿捻転し，20分置針する。毎日1回刺針する。
【考察】聴宮は手太陽小腸経に属する。手足の少陽経の交会穴でもある。太陽は物を開く性質があるので幻聴に効果がある。そのほかに「喩穴所在，主治所能」といわれるように近位効果と密接な関係がある。

17 顎関節症・顎関節炎

《1方》

【主治】顎関節症
【取穴】下関（図B）
【位置】頬骨弓下線で，下顎骨頭の前方の陥凹したところ，口を閉じて取穴する〔開口すると，下から筋肉が盛り上がってくる〕。
【操作】毫針を用い直刺で1寸。小刻みに捻転し，瀉法を用いる。20分置針。毎日1回。
【考察】下関は足陽明胃経に属しており，また足陽明経と少陽経の交会穴でもある。本穴は経気を通調し，弁を開閉することができる。そのため顎関節症に対してよい効果がある。

■西田コメント■

本穴は下顎関節の近くにあるので近位効果もある。顎関節症は精神的緊張によって長期間，咀嚼筋に収縮負荷がかかったために起こる経筋病である。胸鎖乳突筋や僧帽筋の緊張による圧痛硬結（経筋病巣）も伴うことが多いので，これらの筋肉の硬結部位に刺針してやるとさらに効果が高まる。

《2方》

【主治】顎関節炎

【取穴】聴会（図A）

【位置】聴宮の下方にあり，耳の珠間切痕（図Ⅰ）の前で，下顎骨関節の後縁，耳の前の陥中にあり，口を開けさせて取穴する。

【操作】毫針を用い直刺で1.5寸，小刻みに捻転して針感を加える。針を強く引き出しその後ゆっくり進針する瀉法（緊提慢按）で，往復3回行った後，抜針する。10分置針。2日に1回。

【考察】聴会は下顎関節炎を治療する。それは，腧穴があることろはその場所を治すことができるため，近位効果があるからである。

18 耳管狭窄症※

西田コメント

耳管狭窄症は，嚥下やあくびなどで開く耳管の開大が何らかの原因で障害され，耳管を介する中耳の換気が障害された状態をいう。その結果，耳閉塞感・難聴・自声強聴（自分の声が大きく聞こえる）などの症状が現れる。

《1方》西田追加方

【主治】耳管狭窄症

【取穴】翳風（図A）

【位置】耳垂れの後で，下顎角と乳様突起の間にある陥凹部。

【操作】やや上方の耳に向けて直刺する。捻針して耳に達する響きを得て20分置針する。置針中に唾を嚥下させる動作を繰り返させるとよい。

【考察】翳風は三焦経の腧穴であるが，手足の少陽経（大腸経と胆経）の交会穴でもある。両経ともに耳に絡んでいるので，経脈を通じて，近

位効果もある。副取穴として聴会（胆経）・完骨（胆経）を追加するとより効果があがる。

カゼを引いた後，鼻汁が耳管に詰まって，しばしば耳管の閉塞感を訴える患者がいる。耳の詰まった感じがあり耳鼻科で治らない症例でも，治った例をよく経験する。

19 ｜各種の鼻炎※

《1方》西田追加方

【主治】各種の鼻炎
【取穴】睛明（図A）
【位置】内眼角の上方0.1寸。
【操作】刺針方法は他の疾患の治療とは異なっている。本穴に刺すにはコツがあって骨に当たると痛いので，イラスト（図40・226頁）のように上から斜め外下方に10度くらいの角度で横刺する。また切皮したら皮膚の上から揉みながら針頭を軽く押すと針は自然に入ってゆく。このような刺し方は奇穴の上迎香穴（図B）や鼻穿穴（図A）も一緒に刺すことになるのでより効果的である。しかし，ここは敏感なところなので小さい針を用い，入針時抵抗を感じたらそれは骨に当たっており患者は痛みを感じているので，針をいったん引き戻し，より浅い方向に変えて進針するとよい。カゼ引きなどで鼻詰まりのときでも，ここに刺すとすぐに「鼻が通じてきた」といわれることが多い。
【考察】睛明は膀胱経の首穴（ここから始まる腧穴）である。「手足の太陽経，足陽明経の交会穴」（『針灸甲乙経』）でもある。膀胱経の通過する器官は鼻と目である。睛明には目を潤し視界を明らかにし（滋水明目），風邪を取り除いて熱を取り去る（疏風瀉熱）作用がある。この腧穴は目の内縁にあり，その気を目に相通じさせるので，各種

の鼻疾患や目疾患を治療する要穴である。
また外下方に横刺することによって，鼻
に効果のある上迎香や鼻穿穴を透針する
ことができるので，さらに効果を強める
ことができる。

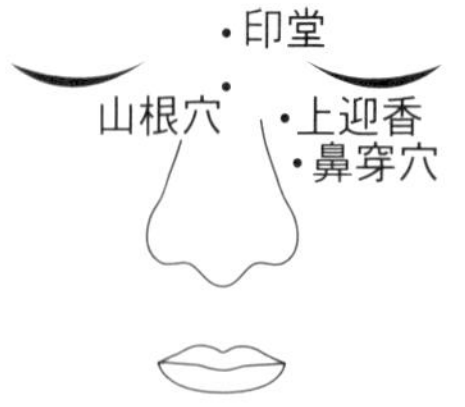

上迎香は鼻根の両側に位置する（図43）。
内限角の下方0.5寸のところ。晴明の両側で0.5寸下がった鼻の側面である。各種の鼻炎や眼疾患に効果がある。山根穴は印堂の下になる。正中線上で，両側晴明の中間のやや下。鼻穿は山根穴と鼻尖端部の中間で，両側，鼻部と頬部の境界のところ。

図43　鼻の周囲の奇穴

9 歯科疾患

西田コメント

上歯は足陽明胃経が絡んでおり，下歯は手陽明大腸経が絡んでいる。そのため治療に際しては，遠位治療としてこれらの経脈の腧穴が取穴されることが多い。近位治療としては歯の周囲の経穴や阿是穴が使用される。歯茎は「肉」に属しているので，五臓では「脾」に属す。また歯は骨の一部分と考えられているので，「腎」にも属している。

なお，齲歯（虫歯）は自然に治癒することはないので，歯科医に治療を求めなければならないが，一時的には針灸治療で齲歯の痛みも軽減できる。また耳針でも耳朶にある抜歯麻酔点（図Ⅰ・楊枝の先で圧痛点を探す）に刺針すると，齲歯の痛みは一時的に軽減する。

1 知覚過敏症

西田コメント

知覚過敏症とは，歯自体には異常はないのに歯が浮いた感じや歯痛を訴える状態である。しばしば肩こりを伴うので，肩こりの治療を行うと知覚過敏症は軽減する。

《1方》

【主治】知覚過敏症

【取穴】合谷（図E）

【位置】拇指と示指の結合部と虎口を結ぶ線上の中点。やや示指寄りに取穴する。

【操作】毫針を用い刺入する。進針後，提挿して針感が出てくるように探る。再び捻転し緊提慢按する。20分置針する。一般に1回で治癒する。

西田コメント

手陽明大腸経は下歯に分布しているが，足陽明胃経は手陽明大腸経と同名経のため，歯茎全体の異常に効果がある。

《2方》西田追加方

【主治】知覚過敏症

【取穴】肩こりの治療（頸背部の阿是穴，肩井・図C）

【位置】肩井は大椎穴と肩峰を結ぶ線上の中間点。手を反対側の肩に回して手の中指に当たるところで，ここに圧痛硬結がある。

【操作】毫針を用い，阿是穴の圧痛硬結部位に直刺し，得気を得て20分置針する。

【考察】肩こりのために歯が浮いた感じや歯痛を訴えるときには，肩こりの治療を行うと歯の異常感は軽減する。治療部位としては，頸背部の阿是穴・肩井・完骨・翳風などである。肩こりには手足の陽経，特に陽明経と少陽経が関与するため，これらの経脈の異常が歯にも影響すると考えられる。

2 歯痛

《1方》

- 【主治】上歯痛と上歯茎の腫脹痛
- 【取穴】内庭（図G）
- 【位置】足背で，第2・第3趾間の接合部間隙の陥凹部。
- 【操作】毫針を用い，患部側の内庭に刺針する。捻転しながら0.5寸ほど進針し，強刺激で瀉法を用いる。
- 【考察】内庭は足陽明胃経の滎穴である。虚熱を冷まして，陰血を育くむ働きがある。上歯痛が起こるのは，胃経の火熱が歯を攻める（胃経火熱上攻）ためである。このため，本法によって比較的良い効果を得ることができる。

《2方》

- 【主治】下歯痛と下歯茎の腫脹痛
- 【取穴】合谷（図E）
- 【位置】第1・第2中手骨の結合部と虎口とを結ぶ線上の中間点。やや示指寄りに取穴する。
- 【操作】毫針を用い患部側の合谷に刺針する。直刺で1寸。強刺激で大幅に捻転し，20分置針する。この間，5分おきに1回行針する。
- 【考察】合谷は手陽明大腸経の原穴である。ここは経気が比較的集中する部位である。本経は示指の先端橈骨側から始まり下歯を走行している。そのため，合谷は下歯痛に対して顕著な効果がある。

《3方》西田追加方

- 【主治】歯痛

【取穴】頰車(図A)
【位置】下顎角の前上方1横指のところにあり、咬筋の付着部。噛んで力を入れると盛り上がり、口を開けると凹むところ。
【操作】毫針を用い前方の歯痛部位に向けて斜刺する。歯痛部位に強く響かせ20分置針する。
【考察】頰車は足陽明胃経の腧穴であり、風邪を追い出し熱を冷ます(疏風清熱)効果がある。

《4方》

【主治】歯痛
【取穴】歯疼奇穴(耳)(図Ⅰ)
【位置】両耳の切痕の入口、すなわち、三焦・内分泌・卵巣点の3点の間。
【操作】ここに王不留行の実を押しつけ、絆創膏で張りつけ、30分に1回、強刺激する。
【考察】この方法は耳穴療法である。簡単に行うことができ、多くの患者に用いやすい。

西田コメント

筆者の体験では、一時的ではあるが齲歯にも効果がある。楊枝で押すと限局した圧痛過敏点がある。

《5方》

【主治】歯痛
【取穴】労宮(図F)
【位置】手を握り、中指と薬指の尖端が掌の中心に当たるところ。
【操作】毫針を用い、患部側の労宮にすばやく直刺する。針をゆっくり引き上げ、次いで針を強く刺入すること(慢提緊按)を往復3回繰り返す。置針はしない。
【考察】労宮は手厥陰心包経の滎穴である。虚熱を冷まし、陰血を育む効果

がある。このため，陰虚火旺による歯痛に著しい効果がある。

《6方》

【主治】歯痛
【取穴】歯疼穴（図F）から労宮に透針
【位置】手背部で，第2・3中手骨の間。
【操作】2.5寸の毫針を用い，歯疼穴から労宮に直接達するように刺針する。2寸ほど刺入する。10分置針する。
【考察】歯疼穴から労宮に透針することによって，効果としては労宮と相乗した効果を得ることができる。

> 西田コメント
> 「歯疼穴」と次に出てくる「歯痛」とは，わずかではあるが位置が異っている。いずれも同様の作用がある。

《7方》

【主治】歯痛
【取穴】歯痛（図F）
【位置】手掌の第2・第3中手骨の間で，指掌の横紋から1寸離れたところ。
【操作】毫針を用い，すばやく直刺で0.5寸。大幅に捻転提挿し，患者の耐えられる程度に針感を強める。10分置針する。左側の歯痛には右手を取穴し，右側の歯痛には左手に刺針する。両側が痛むときには両側に取穴する。
【考察】この方法は経験による取穴である。実践で有効性が示されている。

《8方》西田追加方

【主治】歯痛
【取穴】下関（図B）

【位置】頬骨弓の下縁で,下顎骨頭の前方の陥凹したところ,口を閉じて取穴する。
【操作】毫針を用い,直刺で0.5〜1寸。捻転し,だるく腫れぼったい感じが下顎部に伝われば20分置針する。
【考察】下関は足陽明胃経の腧穴であり,また足少陽胆経の交会穴でもある。胃経は上歯に分布しているので歯痛がある場合効果がある。

《9方》西田追加方

【主治】歯痛
【取穴】圧痛点
【位置】皮膚の上から指圧して最も圧痛の強い部位。
【操作】毫針を用い,圧痛点を目がけて直刺する。
【考察】近位効果をねらったもので,最も簡単で速効がある。

3 歯周炎※

《1方》

【主治】歯周炎(歯槽膿漏)
【取穴】女膝穴
【位置】足の踵の正中線上で,踵骨の中央で赤白肉の境。
【操作】4〜7壮施灸する。局所にしみわたる灸熱感があれば,それでその日は充分である。毎日1回治療する。0.1〜0.2寸直刺してもよい。

西田コメント

経外奇穴である。同じ歯周炎でも進行状態により効果が異なる。歯周炎の初期段階で歯茎から膿が出る程度なら効果がある。本穴は中国ではずいぶん昔から使用されていたようで,女須穴・女婿穴などの別名がある。

上歯は胃経が，下歯は大腸経が分布しているので，上歯なら胃経の経穴（足三里・頬車・地倉など），下歯なら大腸経の経穴（合谷・迎香など）を配穴するとより効果がある。

参考文献

1) 趙振景編著：一針一穴的妙用．科学普及出版社，1995
2) 梁立武ほか編著：一針霊　第2版．北京科学技術出版社，2001
3) 孫申英ほか編著：一針霊．北京科学技術出版社，1994
4) 石学敏主編：常見病実用針灸配方．人民衛生出版社，2003
5) 劉強編著：常見病簡易針灸療法．金盾出版，1993
6) 宋如英編著：百病一穴霊．中国科学技術出版社，1994
7) 邵水金主編：針灸治療学速記手帳．上海科学技術文献出版社，2004
8) 柳谷素霊著：秘方一本鍼伝書．医道の日本社，1948
9) 賀普仁主編：火針療法図解―賀氏針灸三通法の一．山東科学技術出版社，1998
10) 賀普仁主編：毫針療法図解―賀氏針灸三通法の二．山東科学技術出版社，1998
11) 賀普仁主編：三稜針療法図解―賀氏針灸三通法の三．山東科学技術出版社，2000
12) 賀普仁著：針灸三痛法臨床応用．科学技術文献出版社，2002
13) 劉炎編著：漢英対照針灸組合穴図解．上海科学技術出版社，2004
14) 温木生著：125種・常見病穴位療法秘験．中国中医薬出版社，1999
15) 劉炎編著：中華特奇効穴精粋．上海科学技術文献出版社，2005
16) 張心曙著：手根・足根針．医道の日本社，1979
17) 陸寿康著・浅川要監訳：針灸手技学．東洋学術出版社，1992
18) 高薄超主編：針灸秘穴・治百病．中医古籍出版社，1998
19) 浦野房三：線維筋痛症．新薬と治療 54（3）：23，2004
20) 線維筋痛症友の会パンフレット．線維筋痛症友の会
21) 福田稔著：難病を治す驚異の刺絡療法．マキノ出版，1999
22) 黄敬偉主編：経筋療法．中国中医薬出版社，1996
23) 李鼎著・浅野周訳：鍼灸学釈難．源草社，2000
24) 薛立功・張海栄著：経筋療法与臨床疼痛診療学．中国中医薬出版社，2002

25）李鼎主編・浅野周訳：全訳・経絡学．たにぐち書店，2000
26）南京中医薬大学編著・石田秀実・白杉悦雄監訳：現代語訳・黄帝内経霊枢　上巻・下巻．東洋学術出版社，2000
27）入江正著：経別・経筋・奇経療法．医道の日本社，1982
28）杉充胤編訳：経絡十講．医道の日本社，1980
29）小寺敏子訓読：和訓・黄帝内経素問．東洋医学研究会，1988
30）小寺敏子訓読：和訓・黄帝内経霊枢．東洋医学研究会，1989
31）小曽戸丈夫・浜田善利著：意訳黄帝内経素問．築地書館，1986
32）小曽戸丈夫・浜田善利著：意訳黄帝内経霊枢．築地書館，1986
33）藺云桂著：経絡図解．福建科学技術出版社，1991
34）王春森編著：中風総合療法．中医古籍出版社，2003
35）朱玉奎主編：四肢疼痛治療学．人民軍医出版社，2003
36）相磯貞和訳：ネッター解剖学図譜　第2版．丸善，2002
37）代田文誌著：鍼灸治療基礎学．医道の日本社，1982
38）薄井坦子著：ナースが視る人体．講談社，1994
39）西田皓一著：東洋医学見聞録　上巻．医道の日本社，1999
40）西田皓一著：東洋医学見聞録　中巻．医道の日本社，2004
41）山西医学院　李丁・天津中医学院編：針灸経穴辞典．東洋学術出版社，1989
42）木下晴都・代田文彦著：図説・東洋医学経穴編．学習研究社，1985
43）何庵新著：疼痛鍼灸治療学．中国中医薬出版社，1994
44）長島聖司ほか訳：分冊解剖学アトラス　1・2・3．文光堂，2003
45）織田啓成著：経絡相関論．たにぐち書店，1999
46）森於莵ほか著：分冊・解剖学　1・2・3．金原出版，1995
47）渡辺良著：整形外科学．金芳堂，2000
48）李世珍著：臨床経穴学．東洋学術出版社，1995
49）WynnKapit・Lawrence M.Elson 著：The Anatomy Caoring Book　第3版．広川書店，2003
50）深谷伊三郎著：灸法医典．たにぐち書店，1988
51）李時珍著・勝田正泰訳：現代語訳・奇経八脈考．東洋学術出版社，

1996
52）高岡松雄著：医家のための痛みのハリ治療．医道の日本社，1980
53）神戸中医学研究会編著：中医学入門．医歯薬出版，1981
54）宮脇和登著：よくわかる奇経治療．たにぐち書店，1994
55）国分壮ほか著：鍼灸による即効療法．医歯薬出版，1965
56）入江靖二：図説・深谷灸法．緑書房，1980
57）木田洋ほか訳：針灸奇穴辞典．風林書房，1987
58）石鳳閣ほか編著：針灸治病取穴熟記訣．人民軍医出版社，2005
59）趙吉平主編：針灸特定穴―理論与臨床　第2版．科学技術文献出版社，2005
60）張彬著：針刺治療眼病図解．北京科学技術出版社，2005
61）代田文誌著：鍼灸真髄．医道の日本社，1941
62）李瑞主編：経外奇穴彩色図譜．北京科学技術出版社，2005
63）何玲主編：微針療法治百病．人民軍医出版社，2004
64）袁青主編：中風後遺症靳三針特効治療．人民軍医出版社，2005
65）医学大辞典　第18版．南山堂，1998
66）李志剛主編：皮膚針．北京科学技術出版社，2005
67）高希言主編：針灸学臨床．人民軍医出版社，2006
68）薛立功著：430種疾病針灸表解．中医古籍出版社，2005

索 引

あ

アキレス腱……………………… 138
あくび……………………………… 9
足が冷える……………………… 41
足五里…………………………… 202
足三里……… 1, 2, 42, 67, 185, 189, 243
足少陰経筋……………………… 90
足太陽経筋……………………… 80
足太陽経筋の走行……………… 81
足の水虫………………………… 170
足陽関…………………………… 138
足臨泣……………………… 121, 186
阿是穴……………………… 93, 144
アフター性口内炎……………… 245
アレルギー性結膜炎…………… 226
安眠………………………………… 11
安眠 1 …………………………… 11
安眠 2 …………………………… 11

い

胃下垂…………………………… 52
意識不明の救急………………… 4
意舎……………………………… 50
胃上穴…………………………… 52
遺精……………………………… 192
委中……… 118, 128, 156, 157, 163, 170
胃痛……………………………… 50

遺尿点…………………………… 217
陰維脈………………………… 30, 98
陰蹻脈………………………… 13, 14
陰郄……………………………… 36
陰谷……………………… 89, 117, 141
印堂…………………… 28, 204, 255
咽頭炎…………………………… 249
咽頭痛…………………………… 249
咽頭部異物感…………………… 14
隠白……………………………… 175

う

内合陽……………………… 94, 126, 137
裏内庭……………………… 59, 156

え

翳風…………………… 21, 78, 210, 262, 266
会陰………………… 55, 194, 195, 199
会陰点…………………………… 198
会陰部痛………………………… 198
液門………………………… 44, 247
円形脱毛症……………………… 160

お

横行症…………………………… 33
嘔吐……………………………… 48

か

外関　　　　　　9, 53, 88, 97, 120, 121
解谿　　　　　　　　　　　　　　39
外膝眼　　　　　　　　　　　　　51
海泉　　　　　　　　　　　　　　39
外定喘　　　　　　　　　　　　　45
外反足　　　　　　　　　　　　 143
外労宮　　　　　　　　　　　　 108
華蓋　　　　　　　　　　　　　　46
顎関節炎　　　　　　　　　　　 265
顎関節症　　　　　　　　　　82, 265
角孫　　　　　　　　　　　　　 210
膈兪　　　　　　　　　　　107, 156
下肢内側痛　　　　　　　　　　 141
火針　　　　　　　　　　　　　 106
肩関節痛　　　　　　　　　　　　91
肩こり　　　　　　　　　　　　　83
喀血　　　　　　　　　　　　　　47
喀痰過多　　　　　　　　　　　　44
花粉アレルギー　　　　　　　　 226
身体の疲れ　　　　　　　　　　　70
頷厭　　　　　　　　　　　　　　27
肝気鬱結　　　　　　　　　　　　34
関元　　　　　　　　　　194, 196, 217
眼瞼下垂　　　　　　　　　　　 225
陥谷　　　　　　　　　　　　　 147
完骨　　　　　　　　　　　　　 242
間使　　　　　　　　　　　　 17, 31
眼疾患全般　　　　　　　　　　 221
疳積　　　　　　　　　　　　　 209

肝腫脹　　　　　　　　　　　　　34
環跳　　　　　　117, 119, 125, 131, 133
顔面筋痙攣　　　　　　　　　　　76

き

気海　　　　　　　　　　　 194, 218
奇経帯脈　　　　　　　　　　　 121
ぎっくり腰　　　　　　　　　　 127
箕門　　　　　　　　　　　　　 219
瘖門穴　　　　　　　　　　　　　68
急性結膜炎　　　　　　　　　　 234
急性睾丸炎　　　　　　　　　　 193
急性虫垂炎　　　　　　　　　　　56
急性乳腺炎　　　　　　　　　　 183
急性発熱　　　　　　　　　　　　68
急性腹痛　　　　　　　　　　　　53
急性扁桃腺炎　　　　　　　　　 253
糾内反　　　　　　　　　　　　 142
鳩尾　　　　　　　　　　　　　　51
胸脇痛　　　　　　　　　　　　　97
胸鎖乳突筋　　　　　　　　　　　82
頬車　　　　　　　　　　　 206, 272
夾脊穴　　　　　　　　 53, 85, 89, 95, 248
玉液　　　　　　　　　　 49, 56, 247
曲骨　　　　　　　　　　　　　 178
曲池　　　　　60, 64, 79, 104, 153, 184, 246
曲鬢　　　　　　　　　　　　　　27
魚際　　　　　　　　　　　　　　46
魚尾穴　　　　　　　　　　　　 216
魚腰　　　　　　　　　　　　　 225
居髎　　　　　　　　　　　 124, 133

金津	49, 56, 247	口腔カンジダ	205
緊張型頭痛	25	後谿	18, 19, 33, 38, 76, 87, 116, 122, 128, 154

け

鶏眼	170	高血圧症	64
経筋病巣	80	合谷	38, 203, 256, 270, 271
迎香	130, 255, 260	孔最	47, 151
頸椎症	89	高脂血症	67
傾眠症	11	口唇ヘルペス	243
下関	9, 79, 265, 273	哮喘	45
郄上穴	254	公孫	54, 189
血海	173, 177, 225	更年期障害	187
月経痛	176	光明	187, 224
月経不順	173	肓兪	28
下都	8, 31, 168, 262	合陽	140
下痢	58	股関節部痛	132
肩髃	96, 155	五虎穴	110
言語障害	6	五十肩	91
幻視	224	こむら返り	139
腱鞘炎	107	崑崙	142, 143, 145
肩井	25, 84, 183, 270		
肩前	94, 96		
幻聴	264		
肩髎	96		

さ

細絡	137
坐骨穴	132
坐骨神経	131
坐骨神経痛	130
嗄声	251
三陰交	54, 143, 176, 177
三叉神経痛	77
三叉神経の走行	78
三池	80, 261
攢竹	23, 236

こ

降圧穴	64
洪音	250
口渇	39
行間	176, 257
睾丸痛	201

281

三陽絡	179
霰粒腫	231, 233

し

至陰	29, 180
耳管狭窄症	266
紫宮	24
子宮出血	175
耳穴耳下腺点	211
四穴八針	222
支溝	62, 99
耳後の浅静脈	234
止瀉穴	58
歯周炎	274
四神総穴	5, 16
支正	109
耳尖穴	65, 222, 230, 232, 235, 236, 238
下照海	146
舌の腫脹	247
歯痛	271, 273
痔痛	150
止痛穴	57, 103, 191
膝眼	75
膝関節炎	72
膝関節痛	134
失語症	252
膝疾穴	134
湿疹	153
膝痛3穴	105, 136
歯疼奇穴	272

歯疼穴	273
耳背静脈	169, 254
四縫	8, 159, 209, 213
四満	174, 187, 190
耳門	82
蛇眼穴	164
尺沢	47, 163
斜視	237
しゃっくり	20
耳湧穴	233
手指痙攣	109
手掌膿疱症	163
聚泉穴	252
十宣	4, 18
手背部腫痛	108
踵痛	145
臑兪	96
至陽	24
少海	31, 104
照海	13, 174
上関	78
承泣	228, 237
上迎香	260
止痒穴	169
条口	91, 102, 140
承山	62, 91, 102, 139, 177, 191, 212
少商	21, 211, 213, 244, 250, 253, 256
少衝	32
承漿	208, 245

上星	261
少沢	232, 234
上都	14, 129
小児咳嗽	211
小児拒食症	208
小児下痢	214
小児の痙攣	203
小児の言語発達の遅れ	207
章門	36
上腕挙上障害	91
上腕痛	102
食道通過障害	24
女膝穴	274
ショック症状	3
徐脈	32
次髎	74
心悸亢進	30
心区穴	251
神経根	100
神経衰弱	16
神闕	155, 215, 246
人工流産による合併症	179
新四縫	208, 215
腎石痛	191
身柱	68, 70, 214
人中	3, 4, 5, 116, 122, 128, 130, 196, 229, 253
蕁麻疹	153
申脈	12, 242
神門	10, 12, 38
心兪	207
腎兪	41, 70, 112, 119, 218

す

頭痛	25

せ

睛明	224, 226, 229, 255, 267
脊柱直立筋	111
石門	195
絶骨	2, 27, 86, 143
舌痛	248
線維筋痛症	80
仙骨部の腰痛	122
前立腺炎	194

そ

僧帽筋	85
足心熱	40
足底痛	148
足背の腫痛	147
底翳	235
咀嚼筋	82
率谷	49
足跟点	145
素髎	50

た

胎位異常	180
帯彙穴	58
大横	56, 61
大赫	193, 199

帯下	178	地五会	262
太谿	142, 143, 145, 248, 250	地倉	205, 206, 244
大巨	190	秩辺	118, 132, 197
大骨空	224	中魁	48, 189
大杼	70, 72, 101, 231	中脘	52, 54
太衝	259	肘関節痛	104
大鐘	146	中極	194, 197, 199
帯状疱疹	164	中耳炎	263
大腿四頭筋	135, 138	中渚	28
大腸兪	74, 113, 119, 123, 214	中衝	3, 204
大椎	7, 43, 73, 156, 161, 211, 258	中泉	109, 152
大敦	175	肘痛２穴	104
帯脈	121	中都	144
太陽	26, 223, 227, 237	中風の予防	2
大陵	9	中平	93
唾液分泌過多症	206	疔	157
多汗症	38	治痒	168
兌端	243	腸遺	194
脱肛	149, 200	聴会	266
胆経	119	聴宮	263, 264
膻中	15, 20, 35, 46, 186	長強	149, 151, 178, 188, 198, 200, 215
丹毒	159		
胆嚢炎	63	聴耳	264
胆嚢点	63		
弾発指	107	**つ**	
胆兪	63	痛風	144
		通里	32, 162
ち			
		て	
知覚過敏症	269		
地機	144	提胃穴	52
築賓	141	停喘	46

定喘	45	尿失禁	197
手三里	246	妊娠悪阻	188
手太陽経筋	80	認知症	5
手太陽経筋の走行	81		
てんかん発作	18	**ね**	
天枢	52	寝汗	36
天柱	69, 113, 249	寝違え	86
天鼎	96	捻挫穴	126, 127
天突	15, 16		
天髎	83	**の**	
		脳血管障害の後遺症	71

と

頭針運動区	71	**は**	
洞性不整脈	66	梅核気	14
透眉穴	237	排尿障害	195
毒蛇による咬傷	152	肺兪	43
督脈	116	麦粒腫	230, 231
督兪	168	八邪穴	108
ドライアイ	229	発熱	7
		八風穴	147

な

内関	22, 30, 35, 38, 48, 53, 66, 88, 97, 179, 188, 251, 258	**ひ**	
		鼻炎	267
内庭	271	痞根	34, 111
内反足	142	鼻出血	255
		ヒステリー	17
に		ヒステリー性失語症	251
にきび	161	ヒステリー発作	15
乳根	185	脾臓の肥大	36
乳中	22	鼻病	255
二陽穴	122	皮膚炎	162

285

腓腹筋	138
腓腹筋痙攣	139
皮膚瘙痒症	167
飛蚊症	238
百会	16, 148, 149, 150, 200, 212, 219, 242, 257
百虫窩	154
百日咳	212
瘭疽	171

ふ

風湿性関節炎	72
風池	25, 42, 221, 228, 237, 239
副鼻腔炎	260
復溜	17, 37, 40
扶突	102
不妊症	190
不眠症	9, 10

へ

閉経	177
変形性股関節症	124
変形性腰椎症	123
片頭痛	25
便秘	61
扁平疣	169

ほ

膀胱経	117
豊隆	45, 67, 243
母乳分泌過多	186
母乳分泌不足	185

ま

マラリア	68
慢性関節リウマチ	72

み

耳鳴り	262

む

虫刺され	172
無名穴	146, 230

め

メニエール氏病	241

や

夜尿症	217

ゆ

湧泉	5, 6, 19, 40, 252
兪府	248

よ

癰	157
陽維脈	97, 98
腰眼穴	129
腰２夾脊	123
腰宜	113, 119, 123
陽蹻脈	12, 13
腰筋労損	110

陽池………………………	193
腰痛点………………………	125
腰臀部の疾患……………………	114
陽陵泉………………… 98, 120,	179
養老………………………	127
翼状片………………………	236
夜泣き………………………	204

ら

落枕穴………………………	87
闌尾………………………	57

り

利膈湯………………………	25
李氏膝上穴…………………	136
痢疾………………………	60
痢疾過敏点…………………	61
竜眼穴………………………	165

流行性感冒の予防………………	42
流行性耳下腺炎…………………	210
流涙………………………	227
良性甲状腺腫……………………	69

れ

列缺………………………	29
廉泉………………………	207

ろ

老化の予防………………………	1
労宮………………51, 76, 154, 163,	272

わ

笑症………………………	32
腕踝針………………… 184,	192
腕神経叢……………… 95,	100
腕神経叢症候群…………………	100

【著者略歴】
趙　振景（ちょう・しんけい）

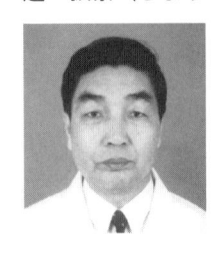

1944年8月生まれ。河北省藁城市出身。北京中医学院（現・北京中医薬大学）卒業。中医家系に生まれ，幼少よりその薫陶を受ける。西洋医学と中医学を系統的に学び，また北京市中医経典研究班で経典著作を研修し，理論と実践の基礎を固めた。かつて北京市朝陽科教所・新源里医院で勤務。40年余りの豊富な臨床経験を有し，常見病・多発性疾患の治療は数知れない。ここ数年は，専門家外来にて，奇病・難病に対し，中西医理論および家伝医術を用いて独特の効果を上げている。著書に『医林集錦』，『中医理論問題』『中医臨床問題』（湖南科技山出版社），『中医精方薈萃』（哈爾濱人民出版社），『一針一穴妙用』（北京科学普及出版社）などがあり，国内外の医学雑誌に発表した中医学術論文は数十篇にのぼる。

西田皓一（にしだ・こういち）

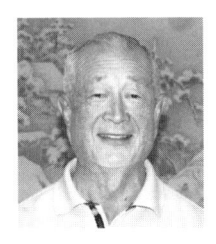

1937年6月生まれ。1963年神戸医科大学卒業。1964年神戸大学医学部循環器内科入局。1966年神戸労災病院内科勤務。1975年高知県農協総合病院内科医長。1977年西田順天堂内科を開業し，現在に至る。2004年高知大学医学部非常勤講師。2006年高知大学医学部臨床教授。開業と同時に現代医学と東洋医学の両方の立場から治療してきた。

著書に『東洋医学見聞録』上巻（1999），中巻（2004），下巻（2007）（以上，医道の日本社），『【図解】経筋学―基礎と臨床―』（東洋学術出版社，2008），『瘀血を治す』（ヒューマン・ワールド出版，2008），『線維筋痛症は針灸治療で治せる』（たにぐち書店，2008）。監修に『目の体操』（マキノ出版，2005）がある。2008年『東洋医学見聞録』が評価され第22回「間中賞」を授与される。

針灸一穴療法

| 2008年11月25日 | 第1版　第1刷発行 |
| 2013年12月1日 | 第4刷発行 |

著　者　　趙　振景・西田皓一
発行者　　井ノ上　匠
発行所　　東洋学術出版社
　　　　　　本　　社　〒272-0822　千葉県市川市宮久保3-1-5
　　　　　　販　売　部　〒272-0823　千葉県市川市東菅野1-19-7-102
　　　　　　　　　　　　電話 047(321)4428　FAX 047(321)4429
　　　　　　　　　　　　e-mail hanbai@chuui.co.jp
　　　　　　編　集　部　〒272-0021　千葉県市川市八幡2-11-5-403
　　　　　　　　　　　　電話 047(335)6780　FAX 047(300)0565
　　　　　　　　　　　　e-mail henshu@chuui.co.jp
　　　　　　ホームページ　http://www.chuui.co.jp/

カバー・表紙デザイン／山口　方舟
印刷・製本／モリモト印刷(株)
◎定価はカバーに表示してあります　　◎落丁，乱丁本はお取り替えいたします
2008 Printed in Japan©　　　　ISBN 978-4-904224-03-8　C3047

『針灸学』シリーズ4部作　兵頭明監訳　学校法人後藤学園中医学研究所訳

シリーズ1 ［基礎篇］ （第三版）	天津中医薬大学＋学校法人後藤学園編　B5判並製　368頁　　本体5,600円＋税 第二版に文章表現上の修正、補足を大幅に加えた。 日中の共有財産である伝統医学を、現代日本の針灸臨床に活用するために整理しなおし、平易に解説した好評の教科書。
シリーズ2 ［臨床篇］	天津中医薬大学＋学校法人後藤学園編　B5判並製　548頁　　本体7,000円＋税 日常よく見られる92症候の治療方法を「病因病機―証分類―治療」の構成で詳しく解説。各症候に対する古今の有効処方を紹介。
シリーズ3 ［経穴篇］	天津中医薬大学＋学校法人後藤学園編　B5判並製　508頁　　本体6,000円＋税 全409穴に出典・由来・要穴・定位・取穴法・主治・作用機序・刺法・灸法・配穴例・局部解剖を解説。豊富な図版全183点、日中経穴部位対照表。
シリーズ4 ［手技篇］	鄭魁山（甘粛中医学院教授）著　B5判並製　180頁　　本体4,200円＋税 著者は、中国の最も代表的な針灸名医。針灸手技全般の知識を、豊富な写真（203枚）と刺入後の皮膚内をイラスト化して丁寧に解説。 ＊旧版『写真でみる針灸補瀉手技』の書名を改め、『針灸学』シリーズ4部作に編入しました。内容は旧版と変わりません。ご注意ください。

李世珍先生の本

臨床経穴学	李世珍著　兵頭明訳　B5判並製　824頁　　本体9,600円＋税 李家4代100年の家伝の集大成ではあるが、一家伝という狭い経験の世界でなく、鍼灸の弁証論治という一大体系を形成した画期的な書である。本書では86穴の効能と手技を示す。
中医鍼灸臨床発揮	李世珍・李伝岐・李宛亮著　兵頭明訳　B5判並製　762頁　本体7,600円＋税 本書では、中医病名ごとにいかに弁証をし、選穴すべきかを綿密に説く。常用86穴の運用方法を詳説する『臨床経穴学』の姉妹篇。

針灸経穴辞典	山西医学院李丁・天津中医薬大学編　浅川要・塩原智恵子・木田洋・横山瑞生訳 A5判上製　函入　524頁　図206点　　　本体6,700円＋税 経穴361穴、経外奇穴61穴に〔穴名の由来〕〔出典〕〔別名〕〔位置〕〔解剖〕〔作用〕〔主治〕〔操作〕〔針感〕〔配穴〕〔備考〕を示し、ツボに関する必要知識を網羅。重版を重ねる好評の経穴辞典。
針灸二穴の効能 ［増訂版］	呂景山著　渡邊賢一訳　A5判並製　352頁　　本体4,000円＋税 二穴の配合は、すべての鍼灸師が知っておくべき針灸処方の原点。本書には、223対の腧穴の組み合わせが収録され、単穴の作用・相互作用・主治・治療方法・治療経験が詳細に記載されている。
【図解】経筋学 ―基礎と臨床―	西田皓一著　B5判並製　2色刷　504頁　　本体6,800円＋税 経筋療法を学体系化し、徹底した追試によってその効果を確認。日常診療でよく遭遇する疾患から難病まで幅広くカバーし、豊富な図版によって解説。具体性に富む内容で、臨床ですぐに使える刺針技術が満載。
運動器疾患の 針灸治療	西田皓一著　B5判並製　144頁　　本体2,600円＋税 針灸のもつ効果の高さに驚き、自ら針を持ち、臨床経験を積み重ねてきた医師・西田皓一氏が、すべての「医師」と「鍼灸師」に向け、針灸によって運動器疾患を治療する価値を示す。各疾患にたいする治療方法は具体的でわかりやすい。

中医基本用語辞典

高金亮監修　劉桂平・孟静岩主編
中医基本用語辞典翻訳委員会翻訳
Ａ５判　ビニールクロス装・函入　872頁　　本体 8,000円＋税
中医学の基本用語約3,500語を収載。引きやすく，読みやすく，学習にも臨床にも役立つ1冊。
●中医学の専門用語を，平易な説明文で解説。中医学の基礎がしっかり身に付く。
●用語を探しやすい五十音順の配列を基本にしながら，親見出し語の下に子見出し語・孫見出し語を配列してあるので，関連用語も参照しやすい。
●中医病名の後ろには，代表的な弁証分型が子見出し語として併記されており，用語の解説に加えて弁証に応じた治法・方剤名・配穴など，治療の際の参考になる情報もすぐに得られる。
●類義語集・年表・経絡図・中薬一覧表・方剤一覧表など，付録も充実。

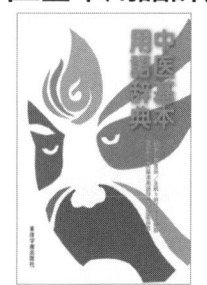

絵で見る経筋治療

監修：薛立功　編著：劉春山・趙瑞国・高慶霞　翻訳：猪俣稔成
Ｂ５判並製　２色刷　192頁　　本体 3,600円＋税
難治の痛みやしびれを改善する295の治療点を網羅。伝統的な経筋学の知識と，現代解剖学の神経・血管・筋肉・骨格の関係を融合して，経筋病の治療点を完全図解。

朱氏頭皮針・改訂版

朱明清・蕭慕如・彭芝芸著　　高橋正夫・『朱氏頭皮針』翻訳グループ訳
Ａ５判並製　336頁　　本体 4,200円＋税
神奇の針，再び！　初版から23年を経て，待望の改訂。進化した朱氏頭皮針の全貌が明らかに。刺針場所を選定しやすく，手技も操作しやすくなった。治療効果を高める導引も具体的に詳述。

「証」の診方・治し方
－実例によるトレーニングと解説－

呉澤森・高橋楊子著　Ｂ５判並製　328頁　　本体 3,800円＋税
厳選した30の実症例を例に，呈示された症例をまず自力で解き，その後に解説を読むことで「証」を導く力を鍛える。経験豊富な著者らによる丁寧かつ実践的な解説。

［詳解］針灸要穴辞典

趙吉平・王燕平編著　柴﨑瑛子訳
Ｂ５判並製　400頁　　本体 6,000円＋税
要穴とは，十二経脈や奇経八脈に属する特有の作用をもつツボのことである。要穴の理解を深め，臨機応変に用いることは，臨床効果をあげるうえで欠かせない。要穴のすべてを網羅した決定版。

［CD-ROMでマスターする］舌診の基礎

高橋楊子著　CD-ROM付き　カラー刷
Ｂ５判並製　88頁　　本体 6,000円＋税
CD-ROMを使った新しい舌診ガイド。舌診の基礎と臨床応用法を詳説。付属CD-ROMとの併用で，舌診を独習できる画期的なテキスト。繰り返し学習することで，舌診の基礎をマスターできる。

［チャート付］実践針灸の入門ガイド

朱江主編　野口創訳　Ａ５判並製　216頁　　本体 2,600円＋税
具体例を挙げ，その病因病機を1枚の図として表現することで，中医弁証の思考方法が一目で理解できる。

針灸三通法

賀普仁著　名越礼子訳　日本語版監修：賀偉
Ａ５判並製　352頁　　本体 4,000円＋税
毫針による微通法，火針による温通法，三稜針による強通法。賀普仁氏がまとめ上げた3つの通法のすべて。

中医学の魅力に触れ，実践する

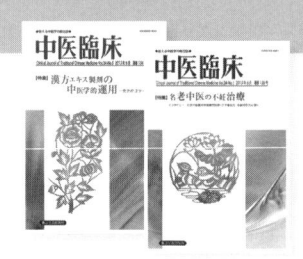

[季刊] 中医臨床

- ●定　　価　本体 1,571 円＋税　（送料 210 円）
- ●年間予約　本体 1,571 円＋税　4 冊（送料共）
- ●3 年予約　本体 1,429 円＋税　12 冊（送料共）

●――中国の中医に学ぶ

現代中医学を形づくった老中医の経験を土台にして，中医学はいまも進化をつづけています。本場中国の経験豊富な中医師の臨床や研究から，最新の中国中医事情に至るまで，編集部独自の視点で情報をピックアップして紹介します。翻訳文献・インタビュー・取材記事・解説記事・ニュース……など，多彩な内容です。

●――古典の世界へ誘う

『内経』以来2千年にわたって連綿と続いてきた古典医学を高度に概括したものが現代中医学です。古典のなかには，再編成する過程でこぼれ落ちた智慧がたくさん残されています。しかし古典の世界は果てしなく広く，つかみどころがありません。そこで本誌では古典の世界へ誘う記事を随時企画しています。

●――湯液とエキス製剤を両輪に

中医弁証の力を余すところなく発揮するには，湯液治療を身につけることが欠かせません。病因病機を審らかにして治法を導き，ポイントを押さえて処方を自由に構成します。一方エキス剤であっても限定付ながら，弁証能力を向上させることで臨機応変な運用が可能になります。各種入門講座や臨床報告の記事などから弁証論治を実践するコツを学べます。

●――薬と針灸の基礎理論は共通

中医学は薬も針も共通の生理観・病理観にもとづいている点が特徴です。針灸の記事だからといって医師や薬剤師の方にとって無関係なのではなく，逆に薬の記事のなかに鍼灸師に役立つ情報が詰まっています。好評の長期連載「弁証論治トレーニング」では，共通の症例を針と薬の双方からコメンテーターが易しく解説しています。

ご注文はフリーダイヤルFAX
0120-727-060

東洋学術出版社

〒 272-0823 千葉県市川市東菅野 1-19-7-102
電話：（047）321-4428
E-mail: hanbai@chuui.co.jp
URL: http://www.chuui.co.jp